U0386445

西方心理学大师经典译丛　　主编 ◎ 郭本禹

理智、疯狂与家庭

R. D. Laing & Aaron Esterson

SANITY, MADNESS
AND THE FAMILY

[英] R. D. 莱因　亚伦·埃斯特森 / 著　　方红 / 译

中国人民大学出版社
·北京·

总译序
感悟大师无穷魅力　品味经典隽永意蕴

美国心理学家查普林与克拉威克在其名著《心理学的体系和理论》中开宗明义地写道："科学的历史是男女科学家及其思想、贡献的故事和留给后世的记录。"这句话明确地指出了推动科学发展的两大动力源头：大师与经典。

一

何谓"大师"？大师乃是"有巨大成就而为人所宗仰的学者"①。大师能够担当大师范、大导师的角色，大师总是导时代之潮流、开风气之先河、奠学科之始基、创一派之学说，大师必须具有伟大的创造、伟大的主张、伟大的思想乃至伟大的情怀。同时，作为卓越的大家，他们的成就和命运通常都与其时代相互激荡。

作为心理学大师还须具备两个特质。首先，心理学大师是"心理世界"的立法者。心理学大师之所以成为大师，在于他们对心理现象背后规律的系统思考与科学论证。诚然，人类是理性的存在，是具有思维能力的高等动物，千百年来无论是习以为常的简单生理心理现象，还是诡谲多变的复杂社会心理现象，都会引发一般大众的思考。但心理学大师与一般人不同，他们的思考关涉心理现象背后深层次

---

① 辞海.缩印本.上海：上海辞书出版社，2002：275.

的、普遍性的与高度抽象的规律。这些思考成果或试图揭示出寓于自然与社会情境中的心理现象的本质内涵与发生方式；或企图诠释某一心理现象对人类自身发展与未来命运的意义和影响；抑或旨在剥离出心理现象背后的特殊运作机制，并将其有意识地推广应用到日常生活的方方面面。他们把普通人对心理现象的认识与反思进行提炼和升华，形成高度凝练且具有内在逻辑联系的思想体系。因此，他们的真知灼见和理论观点，不仅深深地影响了心理科学发展的命运，而且更是影响到人类对自身的认识。当然，心理学大师的思考又是具有独特性与创造性的。大师在面对各种复杂心理现象时，他们的脑海里肯定存在"某种东西"。他们显然不能在心智"白板"状态下去观察或发现心理现象背后蕴藏的规律。我们不得不承认，所谓的心理学规律其实就是心理学大师作为观察主体而"建构"的结果。比如，对于同一种心理现象，心理学大师们往往会做出不同的甚至截然相反的解释与论证。这绝不是纯粹认识论与方法论的分歧，而是对心灵本体论的承诺与信仰的不同，是他们所理解的心理世界本质的不同。我们在此借用康德的名言"人的理性为自然立法"，同样，心理学大师是用理性为心理世界立法。

其次，心理学大师是"在世之在"的思想家。在许多人看来，心理学大师可能是冷傲、孤僻、神秘、不合流俗、远离尘世的代名词，他们仿佛背负着真理的十字架，与现实格格不入，不食人间烟火。的确，大师们志趣不俗，能够在一定程度上超脱日常柴米油盐的束缚，远离俗世功名利禄的诱惑，在以宏伟博大的人文情怀与永不枯竭的精神力量投身于实现古希腊德尔菲神庙上"认识你自己"之伟大箴言的同时，也凸显出其不拘一格的真性情、真风骨与真人格。大凡心理学大师，其身心往往有过独特的经历和感受，使之处于一种特别的精神状态之中，由此而产生的灵感和顿悟，往往成为其心理学理论与实践的源头活水。然而，心理学大师毕竟不是超人，也不是神人。他们无不成长于特定历史的社会与文化背景之下，生活在人群之中，并感受着平常人的喜怒哀乐，体验着人间的世态炎凉。他们中的大多数人或许就像牛顿描绘的那般："我不知道世上的人对我怎样评价。我却这样认为：我好像是在海上玩耍，时而发现了一个光滑的石子，时而发现一个美丽的贝壳而为之高兴的孩子。尽管如此，那真理的海洋还神秘地展现在我们面前。"因此，心理学大师虽然是一群在日常生活中特立独行的思想家，但套用哲学家海德格尔的话，他们依旧都是"活生生"的"在世之在"。

二

那么，又何谓"经典"呢？经典乃指古今中外各个知识领域中"最重要的、有指导作用的权威著作"①。经典是具有原创性和典范性的经久不衰的传世之作，是经过历史筛选出来的最有价值性、最具代表性和最富完美性的作品。经典通常经历了时间的考验，超越了时代的界限，具有永恒的魅力，其价值历久而弥新。对经典的传承，是一个民族、一种文化、一门学科长盛不衰、继往开来之根本，是其推陈出新、开拓创新之源头。只有在经典的引领下，一个民族、一种文化、一门学科才能焕发出无限活力，不断发展壮大。

心理学经典在学术性与思想性上还应具有如下三个特征。首先，从本体特征上看，心理学经典是原创性文本与独特性阐释的结合。经典通过个人独特的世界观和不可重复的创造，凸显出深厚的文化积淀和理论内涵，提出一些心理与行为的根本性问题。它们与特定历史时期鲜活的时代感以及当下意识交融在一起，富有原创性和持久的震撼力，从而形成重要的思想文化传统。同时，心理学经典是心理学大师与他们所阐释的文本之间互动的产物。其次，从存在形态上看，心理

---

① 辞海. 缩印本. 上海：上海辞书出版社，2002：852.

学经典具有开放性、超越性和多元性的特征。经典作为心理学大师的
精神个体和学术原创世界的结晶，诉诸心理学大师主体性的发挥，是
公众话语与个人言说、理性与感性、意识与无意识相结合的产物。最
后，从价值定位上看，心理学经典一定是某个心理学流派、分支学科
或研究取向的象征符号。诸如冯特之于实验心理学，布伦塔诺之于意
动心理学，弗洛伊德之于精神分析，杜威之于机能主义，华生之于行
为主义，苛勒之于格式塔心理学，马斯洛之于人本主义，桑代克之于
教育心理学，乔姆斯基之于语言心理学，奥尔波特之于人格心理学，
吉布森之于生态心理学，等等，他们的经典作品都远远超越了其个人
意义，上升成为一个学派、分支或取向，甚至是整个心理科学的共同
经典。

<h1 style="text-align:center">三</h1>

这套"西方心理学大师经典译丛"遵循如下选书原则：第一，选
择每位心理学大师的原创之作；第二，选择每位心理学大师的奠基、
成熟或最具代表性之作；第三，选择在心理学史上产生过重要影响的
一派、一说、一家之作；第四，兼顾选择心理学大师的理论研究和应
用研究之作。我们策划这套"西方心理学大师经典译丛"，旨在推动
学科自身发展和促进个人成长。

1879 年，冯特在德国莱比锡大学创立了世界上第一个心理学实
验室，标志着心理学成为一门独立的学科。在此后的一百多年中，心
理学得到迅速发展和广泛传播。我国心理学从西方移植而来，这种移
植过程延续已达百年之久①，至今仍未结束。尽管我国心理学近年取
得了长足发展，但一个不争的事实是，我国心理学在总体上还是西方
取向的，尚未取得突破性的创新成果，还不能解决社会发展中遇到的

---

① 在 20 世纪五六十年代，我国心理学曾一度移植苏联心理学。

重大问题，还未形成系统化的中国本土心理学体系。我国心理学在这个方面远没有赶上苏联心理学，苏联心理学家曾创建了不同于西方国家的心理学体系，至今仍有一定的影响。我国心理学的发展究竟何去何从？如何结合中国文化推进心理学本土化的进程？又该如何进行具体研究？当然，这些问题的解决绝非一朝一夕能够做到。但我们可以重读西方心理学大师们的经典作品，以强化我国心理学研究的理论自觉。"他山之石，可以攻玉。"大师们的经典作品都是对一个时代学科成果的系统总结，是创立思想学派或提出理论学说的扛鼎之作，我们可以从中汲取大师们的学术智慧和创新精神，做到冯友兰先生所说的，在"照着讲"的基础上"接着讲"。

心理学是研究人自身的科学，可以提供帮助人们合理调节身心的科学知识。在日常生活中，即使最坚强的人也会遇到难以解决的心理问题。用存在主义的话来说，我们每个人都存在本体论焦虑。"我是谁，我从哪里来，我将向何处去？"这一哈姆雷特式的命题无时无刻不在困扰着人们。特别是在社会飞速发展的今天，生活节奏日益加快，新的人生观与价值观不断涌现，各种压力和冲突持续而严重地撞击着人们脆弱的心灵，人们比以往任何时候都更迫切地需要心理学知识。可幸的是，心理学大师们在其经典著作中直接或间接地给出了对这些生存困境的回答。古人云："读万卷书，行万里路。"通过对话大师与解读经典，我们可以参悟大师们的人生智慧，激扬自己的思绪，逐步找寻到自我的人生价值。这套"西方心理学大师经典译丛"可以让我们获得两方面的心理成长：一是调适性成长，即学会如何正确看待周围世界，悦纳自己，化解情绪冲突，减轻沉重的心理负荷，实现内心世界的和谐；二是发展性成长，即能够客观认识自己的能力和特长，确立明确的生活目标，发挥主动性和创造性，快乐而有效地学习、工作和生活。

我们相信，通过阅读大师经典，广大读者能够与心理学大师进行亲密接触和直接对话，体验大师的心路历程，领会大师的创新精神，与大师的成长并肩同行！

郭本禹

2013 年 7 月 30 日

于南京师范大学

劳特利奇经典版序言

本书是 20 世纪最容易被误解和歪曲的著作之一：书中的观点强而有力，对传统假设和既得利益有非常大的破坏性，以至于很多读者刚拿起书还没来得及翻开看里面的内容，就被他们自己幻想出来的内容激怒了。本书于 1964 年首次出版，它向多年以来智识方面的低劣水平和不诚实态度提出了挑战。而它的再次出版之所以受到欢迎，是因为这个挑战至今仍未解决。

近几十年来，人们已经改变了对我们所说的"心理健康"（mental health）的态度，但我们在此不打算质疑这个词本身。维多利亚时期建造的大医院已经关闭。外在状况的变化未能相应地引起智识方面的改变：公众和专业认识的自满使得许多陈旧的假设仍然存在，而且没有人去检验这些假设的有效性。现在，一个庞大且利润丰厚的行业正在出售各种治疗我们所定义的"精神疾病"（mental illness）的药物，据说，这种疾病几乎已经发展到了流行病的程度。随着精神疾病的边界变得越来越宽广，越来越多的资源承诺可以对它进行有效的治疗，而倾听本书中女性的声音、思考人们何以认为她们需要治疗以 及她们到底"病"在哪里，成了一件略显凄凉但却能起到澄清作用的事情。

本书内容精选于对十一名精神病患者及其家人的访谈录音。这十一名患者都是曾接受住院治疗或被诊断患有"精神分裂症"的女性。为了保护她们的隐私，本书采用了化名，对她们的身份也一直保密。本书背后的研究开始于 1958 年，当时，亚伦·埃斯特森先后在两家精神病院工作（本研究中称这两家医院为"东部医院"和"西部医院"）。他单独访谈了精神病患者，并对她们的亲属进行了不同组合的访谈。他的同事——精神病学家 R. D. 莱因旁听了对每一个家庭的访谈，之后，莱因和埃斯特森就录音和笔录的内容展开讨论，形成了最后的文本。文本让大家看到的内容显然比录音材料告诉我们的要少。但它足以让我们意识到每一个家庭中存在的紧张、冲突和误解。我们看到了一个家庭是怎样逐渐相信某个家人生病了的。我们听到了导致患者住院的危机；住院的女性患者亲自告诉我们究竟发生了什么。

围绕莱因和埃斯特森研究工作的争论，一直被一个基本的误解困扰着。在本书中，他们并没有像人们常认为的那样，说父母或家庭会导致孩子精神分裂。他们提出，"精神分裂症"可能并不存在——这是一个更为激进的观点，一个他们正逐渐达成的观点。他们并没有否认疯狂（madness）本身的现实性。作为临床医生，他们经常看到，患者似乎因痛苦而崩溃。但他们提出了疑问：这些特定患者的行为和言语是否构成了"疯狂"？如果是，那是否意味着可以将这种疯狂界定为一种临床实体，并给它贴上"精神分裂症"的标签？他们问道：根据患者的情况和生活背景是不是可以比人们通常想象的更容易理解其行为和言语？

viii　　在当时的临床实践中，不言而喻的做法是不"和精神病患者交谈"。当时的临床医生认为，如果跟精神病患者交谈，那就等于鼓励他们的妄想。随之而来的是：他们也不听患者说了什么。医生和护士去听患有思维障碍的病人漫无边际的话语有什么意义？于是，患者就被困在了一个恶性循环的陷阱里——他们表现出了某些症状：为什么会这样？因为他们患有精神分裂症。我们怎么知道他们患有"精神分裂症"呢？因为他们表现出了这些症状。这种解释实际上根本不是解释，它假定存在一种类似于身体状况但没有任何体征的疾病。然而，不管是过去还是现在，使用"精神分裂症"这个词都是很常见的事，

就好像它有如一条断了的腿一样可以被清楚地观察到。在诊断过程中,医生会解读患者的过往经历,从中寻找线索;更险恶的是,他们还会将患者过往的叛逆行为或反抗行为看成是疾病的前奏。一旦诊断结果出来,患者所说的每一句话都可能变得无效,因为他们认为这每一句话都是疾病的产物。家人、护士、医生——都出于好意——接受了这样一个事实:患者疯了;无论她表现出怎样惊人的疯狂状态,都可能会被视为一种计策或诡计,而如果她抗拒治疗,那就表明她不了解自己的病情。她掉进了陷阱之中。

莱因和埃斯特森的突破很简单:决定听听患者及其家人对彼此的看法。每个家庭都有自己的故事,通过这样一种明确的叙事,他们便可以确认权威在哪里、谁扮演什么角色、谁支持、谁服从、谁掌握关于过去的关键信息。通过这个故事,他们向外界展示了自己——不只是一个个生活在同一屋檐下的个体,还包括他们所拥有的共同生活。在这里,接受研究的家庭都讲述了一个不断变化且充满了内部矛盾的故事。录音和笔录揭示了各种言语和行为的模式,这些模式构成了莱因和埃斯特森所说的"神秘化"(mystification)。

我们经常听到父母和兄弟姐妹说谎,而当患者不再相信他们时, *ix* 他们会变得非常愤怒,还说患者不相信他们是一种病。我们见证了各种侵犯和控制的企图——告诉患者她的想法是什么、她的感受是什么、她是怎样的一个人:为患者选择角色,而如果她不同意,就会惩罚她。这些家庭中的很多人都有秘密,并长期为此感到羞耻。他们生活在恐惧之中,生怕保护他们的那个故事发生崩塌。他们把自己隐藏了起来;真相也就被包裹、隐藏、伪装了起来。面对着不断变化的说法,这些家庭中的女儿们不知道该相信什么,不知道该相信谁,也不再相信她们自己的感官所感觉到的证据。患者常常感觉受到了威胁——但她不能指责那些让她感到害怕的家人,因为他们爱她。而怀疑家人到底爱不爱她是一件很邪恶或病态的事情,不是吗?鲁比·伊登（Ruby Eden）"疯了"，因为她听到有人叫她荡妇、妓女。这是她的家人对她的真实看法——但面对她，他们否认说过这样的话，或者否认曾有过这样的想法。在一片无声的指责中，鲁比开始不吃饭、不说话。她再也不知道该如何生活或如何活下去了。

这些病例中的患者并不是无辜的受害者。她们的家人都以不同程度的正当理由认为，她们具有破坏性或自我毁灭性，而住院治疗是唯一能够帮到她们的途径。本书作者认识到，其他家庭成员也深陷自身困境、深植于他们自己的故事之中难以自拔。他们并非邪恶之人——而只是普通人，是总的来说尽了最大努力的普通人。尽管笔录内容有时候会让你觉得他们是有意识的伪善之人或缺乏自我意志的人，以至于你很想说，"听听你自己说的都是些什么话！"，但问题的关键还要重复一遍：这些家庭并没有因为导致了疯狂而受到指责；正在面对挑战的是对疯狂的归因。患者的困惑、她所谓的思维障碍、她的情绪过度或情感上的退缩——所有这些都可以被看成她挣扎的证据：她试图生活在悖论之中，试图找到一种将炮轰她的所有矛盾都包含其中的有用现实。她的努力看起来就像是溺水之人的乱抓乱拍。这些努力没有效果，但看起来却很可怕。其实，她们的努力是有目的的，只是看起来有些随意和野蛮，而且可能会适得其反。不过，说她们是"疯子"事实上是在分散人们的注意力。

从某种程度上说，我们都熟悉笔录内容所解释的机制和策略。这才是重点；很多家庭都是这么做的。如果家人之间沟通不畅，互相操控，就会形成小团体，挑选出受害者；当这个家庭面对外界时，一家人会团结在一起，但常常会出现一个"薄弱环节"，这个薄弱环节会吸引外界的注意力，从而揭示事情的真相。这些机制的存在本身并不意味着它们是病理现象。但在某些情况下，这个"薄弱环节"变成了一名患者。某个人被选为牺牲品：不是有意识地被选，而是被推选为牺牲品。那为什么是这个人，而不是另一个人呢？工薪阶层的疯狂通常被认为是可以接受的怪癖。本研究中的女性——其中有几个还只有十几岁——没有多少经济实力，但家人却把她们想象成是性方面的定时炸弹，认为一旦给她们自由，她们可能就会在错的时间和错的男人生孩子。这些家庭中通常存在性方面的紧张关系和秘密，现在，我们扪心自问一下：相比于被误解和道德胁迫，这些女人中是否有人遭到了公然的虐待？你怎么谈论这些事情？谁会听？普通的语言肯定不行。但当一个人的理智（sanity）受到质疑时，隐喻（metaphor）就成了一个雷区。遭受痛苦折磨的人很容易因诊断医生说话直截了当而受到伤害，这些诊断医生很快就会把比喻性的语言转化成妄想的证据，并把符号当成症状。

他们在审视患者的生活时发现，她的家人往往认为：她是一个顺从的人，但已经变得很不合作；一个墨守成规的人，但已经变得极为古怪；一个好人，但已经变坏。从"坏"到"疯"的转变往往会让所有人都松一口气。如果你像很多人一样相信疯狂是遗传因素或生物化学因素导致的，那么，诊断就不必为此负责，也不会遭人指责。它为家庭叙事增添了另一层内容，并提出了如何应对这个令人不安的人所造成的威胁。玛丽·欧文（Mary Irwin）的母亲说："我**必须**认为她是生病了，否则我受不了。"（本书边码第 198 页）诊断指向了一个行动过程。分类之后便是治疗。在本书描述的病例中，诊断有可能导致终生背负耻辱和障碍。 *xi*

现在，19 世纪的医院已被拆除或改建成了优雅的公寓，人们很容易忘记旧体制的规模和范围。医院消失在人们的视野之中是很常见的事情；几年之后，治愈的观念被人们摒弃，患者被送入收容机构，其家人则继续生活。新的药物似乎有望治愈疾病，但有时会使患者身体不适，对神经系统的损害也会持续很多年。本研究中的一些女性患者已在医院待了多年。其他患者则似乎把疯狂当成了一件正事来做。访谈的目的很纯粹，就是为了研究。但直到今天仍在追踪患者家庭的安东尼·斯塔德伦（Anthony Stadlen）报告说，在描述的前三个病例中，这些女性患者出院后没有再次回到医院。2015 年，克莱尔·丘奇（Claire Church）91 岁，她在去世前对他说："我充分利用了每一分钟。"

在《春天的叶子》（*The Leaves of Spring*）一书中，埃斯特森扩展了"萨拉·丹齐格"（Sarah Danzig）故事的一些情节。这是一部值得学习的作品，体现了作者丰富的想象力和同理心。鲁比·伊登（她后来也生活得很好）记得他是"一个非常可爱的人：他很善良，愿意听我诉说，也理解我"。但在西部医院，由于院方不赞成他的工作，他的任命被终止，而他的成就也被掩盖在了合著者的名声之下。阻碍人们认可 R. D. 莱因思想的，是他在 20 世纪 60 年代和 70 年代反主流文化运动中的地位，而不是他的个性。他最有名的著作是《分裂的自我》（*Divided Self*），于 1959 年首次出版。此时，莱因尽管发表了具有革命性的观点，但他接受了精神分裂症的存在。后来，随着经验的丰富，他和埃斯特森都改变了立场。但通常情况下，不仅莱因的敌人没有注意到这些细微之处，他的崇拜者也没有注意到。20 世纪 60 年代末，当《分裂的自我》平装版广泛流行时，它成了激进时尚家具装饰的一部分。莱因浮夸的风格注定了他不仅会受人崇拜，也会遭人辱骂，但他作品推广的密度和难度意味着公众的粗制滥造在其中起了一定的作用。《理智、疯狂与家庭》一书传达的信息消失在了喧嚣之中，十一个弱小的声音被淹没在了愤慨的哀号声中。《分裂的自我》无疑是一本买的比读的多、读的比理解的多的书。《理智、疯狂与家庭》也是如此。许多没有读过这本书的人也可以毫无障碍地就作者说了什么、作者犯了怎样的错误发表权威性的言论。该书的中心论点被弄模糊或忽略了。

这本书为什么在今天变得很重要了呢？家庭生活的性质已经改变了，我们对待所谓"精神病患"的方式也发生了变化。随着连续几代抗精神病药物的开发，大多数患者显然不需要监禁。这是安全的做法，而且人们相信，这样做最有助于精神病患者返回家中。20世纪80年代，医院开始关闭，"社区护理"（care in the community）取而代之，监狱和慈善机构则成了收容无家可归者的地方。医院的关闭广受欢迎：这是自由精神的体现，还可以轻松地节省资金。同时，对"精神分裂症"也有了不同的解释。有一些古老的解释借用了自然科学（hard science）的权威观点，认为：精神分裂症的原因是遗传性的，或者说是生物化学的。而新的解释认为：精神分裂症的原因不仅在于家庭内的互动，还在于社会剥夺、文化断层、个人创伤以及集体创伤的复杂的交织模式。但莱因和埃斯特森所说的"合理的问题"（reasonable question，第二版前言）却被遗忘了。当一名患者被贴上"精神分裂症"的标签时，他们的言行是疾病的无意义产物——还是 *xiii* 从他们所处的环境考虑，他们的言行是可以理解的？

阅读本书的思想开放的读者很可能认为他们是可以理解的。但将"精神分裂症"作为一种临床实体的做法仍然被人们广泛接受。虽然我们有治疗它的药物或方法，但就一定有这样一种疾病吗？在历史上，我们可以看到，有些疾病被发现、命名、分类、治疗，然后从正典中被删除；它们是人为的事实，是建构的产物，会随着社会的变化而消失。同性恋就曾被称为一种精神疾病。奴隶从奴隶主手里逃跑的倾向也是如此。在精神分裂症的前面曾有一个世界，或许有一天，这个词也将会过时。

该研究是一项倾听与思考的练习。正如作者（在第二版前言中）所说，这不是一本关于"精神疾病"的书。它是一本关于如何"为人"（being human）的书：我们如何珍惜和贬低对方，如何试图保护对方，有时候在这个过程中又如何伤害对方。也就是说，这是一本关于以下内容的书：爱和恐惧的机制，以及个体为了治愈而表现出的勇敢、坚持和努力，而这些在过程之外的人看来却像是崩溃。偏见、恐惧和根深蒂固的兴趣不利于接受这本书。但本书所关注内容的活力和紧迫性并没有减弱。这些遥远而雄辩的声音依然在等待着人们去倾听。

希拉里·曼特尔（Hilary Mantel）

前　言

以下资料均来自作者于 1958 年开始的对精神分裂症患者家庭的研究。在此期间，R. D. 莱因博士是塔维斯托克人类关系研究所（Tavistock Institute of Human Relations）和塔维斯托克诊所（Tavistock Clinic）的成员，从 1960 年起，他一直是精神病学研究基金会（Foundations' Fund for Research in Psychiatry）的成员。A. 埃斯特森博士任职于两家精神病医院，即东部医院和西部医院，大部分的访谈是在这两家医院进行的。

积极参与这项研究的其他人包括：A. 罗素·李（A. Russell Lee）博士、精神科社会工作者玛丽昂·博赞基特（Marion Bosanquet）小姐、塔维斯托克诊所首席心理学家 H. 菲利普森（H. Phillipson）先生。A. 罗素·李能够参与这项研究，是因为位于贝塞斯达的美国国立精神卫生研究所（NIMH，MF—10579）的一笔拨款。这项研究还得到了精神病学研究基金会的进一步资助。

在过去的三年中，塔维斯托克诊所一个研讨班的成员对这项研究进行了详细、有益的讨论，玛丽·亚霍达（Marie Jahoda）博士是该研讨班的主持人。本书作者非常感谢本次研讨班成员提出的具有建设性的批评意见，他们是：A. 安布罗斯（A. Ambrose）先生、J. 鲍尔比（J. Bowlby）博士、贾尼斯（Janis）教授、贾尼斯（Janis）夫人、米歇尔（Michell）博士、J. 罗伯逊（J. Robertson）先生、E. 斯皮利厄斯（E. Spillius）夫人、J. D. 萨瑟兰（J. D. Sutherland）博士。我们特别要感谢保罗·森夫特（Paul Senft）对文本提出的详细批评意见以及跟我们的讨论。

莱因博士通过精神病学研究基金会于 1962 年访问了美国，并与那里的一些研究者讨论了这项研究，在此仅列举跟他进行过宝贵交流的几名研究者：格雷戈里·贝特森（Gregory Bateson）、雷·伯德惠斯特尔（Ray Birdwhistell）、欧文·戈夫曼（Erving Goffman）、唐·杰克逊（Don Jackson）、约翰·罗马诺（John Romano）、罗杰·夏皮罗（Roger Shapiro）、阿尔伯特·舍夫伦（Albert Scheflen）、罗斯·斯佩克（Ross Speck）、莱曼·怀恩（Lyman Wynne）。

我们还要分别感谢两家精神病医院的负责人和会诊医生，感谢他们提供了便利的设施，感谢他们允许发表某些临床资料。我们也要感谢这两家医院的护理人员。

我们最感谢的是本书所涉及的那些人，那些患者及其家庭成员，感谢他们接受研究并如此慷慨地同意我们发表研究的结果。

对于本书中涉及的所有人，我们均已小心地做了匿名处理。

R. D. 莱恩

A. 埃斯特森

1963 年 8 月于伦敦

第二版前言

关于精神疾病和家庭的研究有很多。本书不属于这个研究范畴，至少我们认为不属于这个研究范畴。但有很多人却认为属于。[①]结果，本书的第一版引发了相当大的争议，而这其实与我们自己提出的目标和方法完全无关。

精神科医生在诊断病人患有精神分裂症时，他指的是：病人的经验和行为出现了障碍，**因为**病人身上出了什么问题，从而促使他观察到了障碍行为。他称这种问题为"精神分裂症"，然后他必须问：是什么导致了精神分裂症？

我们一开始就跳出了这种推理思路。在我们看来，"任何人都患有所谓的'精神分裂症'"——这是一个假设、一种理论、一种猜想，但不是**事实**。没有人能够否认我们有权怀疑精神分裂症的事实。我们甚至没有说过我们不相信精神分裂症的存在。

如果有人认为"精神分裂症"是一个事实，那么，他最好带着批判性的眼光去读一读从其发明者布洛伊勒（Bleuler）直至今天有关"精神分裂症"的文献。尽管在英国或美国很少有精神科医生知道"精神分裂症"的确切含义（因为布洛伊勒于1911年出版的专著直到1950年才有英文版），但在对这种新出现的疾病充满怀疑之后，越来越多的精神科医生开始采用这个术语。不过，尽管精神科医生已普遍

---

① 有一个例外是 Bannister，D. (1968)，'Logical Requirements of Research into Schizophrenia'，*Brit. J. Psychiat*，Vol. 114，pp. 181-8。班尼斯特认为，精神分裂症是一种非常模糊和混乱的改变，从科学上讲是不可用的，因此，"就其本身而言，不应该进行精神分裂症研究"。

采用这个术语，接受过专门培训的精神病学家也开始使用这个术语，但它所指的事实依然令人费解。即使是来自同一所医学院的两位精神病学家在独立判断谁是精神病患者时，十次也至少有八次不能得出同样的诊断结果；不同学院、不同国家的精神病学家得出同样诊断结果的比例就更低了。这些数字没有争议。但当精神病学家对诊断提出异议时，也没有地方可以上诉。当精神病学家之间意见不一致时，目前还没有客观、可靠、可量化的评判标准——行为的、神经生理学的或生物化学的标准。

我们不接受"精神分裂症"是一种生物化学的、神经生理学的、心理学的事实，就目前所掌握的证据，我们认为，把它当成一种事实显然是错误的。我们不会假设它存在，不会把它当成一种假设，也不会提出它的模型。

这就是我们的出发点。我们的问题是：精神病学家视为精神分裂症之症状和体征的经验和行为在社会上是否比人们想象的更容易理解？

这就是我们要问的问题。这是一个合理的问题（reasonable question）吗？

在"导言"中，我们描述了我们是**怎样**着手寻找这个问题的答案的。我们寻找答案的方式有效吗？

一种常见的反应是，忘了我们的问题，然后指责我们没有恰当地回答其他问题。有人说，这十一个案例都是女性，证明不了什么。研究没有控制，你们是怎样对数据进行抽样的？你们采用了什么客观、可靠的评定标准？如此等等。如果我们打算验证"家庭是精神分裂症发病的致病变量"这一假设，那么，这样的批评是有道理的。但我们没有打算这样做，我们也从未声称要这样做。我们打算用十一个例子来说明：如果我们审视一些经验和行为而不考虑家人之间的互动，那么，它们看起来可能相对没有社会意义；但如果将同样的经验和行为放到其原初的家庭环境中加以审视，那么，它们可能更有意义。

这本篇幅适中的著作中包含了十一项研究。我们认为，这足以说明我们的观点。设置一个对照组能帮助我们回答问题吗？一番深思熟虑之后，我们得出的结论是：对照组对于回答我们的问题没有任何帮助。我们没有试图量化我们的研究资料，因为我们不知道量化资料对于回答我们的问题有什么帮助。我们曾做过可靠的研究，但它们没有添加任何与这项研究相关的内容，因此没有将它们囊括在本书之中。

我们仅靠自己是回答不了我们的问题的。不过，我们可以把我们从对十一个家庭的调查研究中提炼出来的结果告诉你。我们还会说：这是我们**一次又一次**（现已超过 200 次）不辞辛劳地调查发现的东西。这是你已经知晓的、预料之中的、有所怀疑的东西吗？这些事情在各种家庭里都会发生吗？有这个可能。不管怎样，它们都会发生在这些家庭之中。如果有人以我们现有的方式去审视那些经验和行为被说成无效之人的经验和行为，就会发现，他们表现出来的东西与从临床视角或疾病角度所看到的东西有很大的不同。那些不准备让自己了解诊所和医院之外发生之事的精神病学家根本不知道发生了什么，那些认为通过分析病历便能发现发生了什么的社会学家仅仅是把临床资料套上了统计学的外衣。如果他们认为除了一页页的纸张以外还能研究出什么东西，那他们只是在自欺欺人。① 大多数对社会过程和"精神分裂症"的研究回避了精神病院和临床病历提出的所有问题。

我们在这项研究中没有使用任何设备，那对我们发现社会可理解性（social intelligibility）本身没有什么帮助。甚至还有人指责我们发现了太多社会可理解的东西。据我们所知，在这项研究之前和之后，都没有发表过一项类似的研究，这一事实的社会可理解性又是怎

xix

---

① 参见 Garfinkel，H. (1967)，'Good Organizational Reasons for Bad Clinical Records'. In *Studies in Ethnomethodology*. New York，Prentice-Hall。

样的呢?[①]

　　当然，如果我们错了，那么，通过研究几个家庭，揭示精神分裂症患者真的完全是在胡言乱语，就很容易证明这一点。

R. D. 莱因

A. 埃斯特森

1969 年 10 月于伦敦

---

　　① 当然，在这项研究发表之前和之后，有很多不同类型的关于精神分裂症和家庭的有价值研究。例如，参见 Boszormenyi-Nagy, I. and Frame, James L., eds (1965), *Intensive Family Therapy*, New York, Heeber; Rosenthal, D. and Kety, S. S., eds (1968), *The Transmissions of Schizophrenia*, London, Pergamon。

导　言

五年来，我们一直在研究精神分裂症患者的家庭。本书是这项研究的第一份报告，描述了我们在两家精神病院对二十五个女性患者家庭进行的系列研究中的前十一个。

这十一个案例中有三个来自东部医院的患者家庭，有八个患者来自西部医院（我们的调查研究是从东部医院开始的，后来在西部医院继续进行）。

选择家庭的标准

我们在调查研究中选择家庭的标准是：（1）患者为女性；（2）年龄在 15 到 40 岁之间；（3）至少被两位高级精神科医生诊断患有"精神分裂症"，且工作人员也认为她患有精神分裂症；（4）没有任何可能影响那些被视为精神分裂症障碍的功能的器质性病变（例如，脑损伤、癫痫），也没有受到这些器质性病变的影响；（5）智力明显低于正常水平；（6）没有接受过任何类型的脑部手术；（7）在调查研究开始前一年接受电击的次数不超过 50 次，总共接受电击的次数不超过 100 次。

至于家庭，我们只需要知道父母当中至少有一个还活着且居住在英国即可。患者有没有兄弟姐妹、是已婚还是单身、有没有孩子，都没有关系。她们可以跟家人住在一起，也可以是独自生活。

在东部医院，我们用这些标准对调查研究开始前已住院一年或一年以上的所有女性患者进行了筛选。

在西部医院，我们用同样的标准筛选了调查研究开始后住院的三分之一女性患者。

东部医院中有三名"慢性病"患者符合我们的标准，本书前三个案例报告的就是这三名患者及其家人的情况。本书呈现的其他研究是在西部医院进行的系列研究中的前八个。很巧的是，我们选中的这些家庭中没有一个拒绝合作，也没有一个家庭要求停止研究。我们至今依然跟所有家庭都保持着联系。

我们在此不想就精神分裂症或家庭的性质展开广泛的理论探讨，但要充分了解我们方法论的基本原理，则有必要简要说明这项研究与精神分裂症和家庭有关的一些理论背景。

虽然精神分裂症的诊断很普遍，但在整个医学领域，没有哪种病症的诊断比它更有争议。

精神病学特别关注我们社会中那些被视为"不正常的"（abnormal）个人经验和行为。

为了使精神病学与一般的神经病学和医学相一致，人们试图对这种经验和行为进行归类，分为所谓病理综合征或疾病的"症状"（symptoms）和"体征"（signs）。

xxii 在撰写本书之时，英国和美国精神病学家中最为常见但绝非无可争议的观点很可能是这样的：存在一种或一组自布洛伊勒起通常被称为"精神分裂症"的状况，其特征在于某些形式的经验和某些行为方式，这些经验和行为常常被认为是某种或某组疾病的症状和体征，这种或这组疾病虽然起源未知，但很大程度上是遗传素质决定的。对患有这种疾病的人的家庭环境的研究，通常被认为是研究这样一种病理状况的出现对家庭的影响，以及家庭反过来对这种病理状况的出现及病程的影响。

当然，读者可以自由地以这种关于精神分裂症的临床观点为出发点，来理解以下有关精神分裂症患者家庭的描述，但我们建议读者在阅读本书时尽量少用预设。

　　只要一个人的经验或行为在临床上被认为预示着"精神分裂症"的存在，那我们就会用"精神分裂症"这个词来形容这个人，或者是他的经验和行为。也就是说，这个人的行为和经验已经被归咎于不是人本身所特有的行为和经验，而是某种病理过程或某些性质和起源未知的心理和/或生理过程的产物。

　　现在，鉴于预计有百分之一的人口能够被诊断为"精神分裂症患者"（如果他们活得足够长久的话），"精神分裂症"显然成了一种社会事件。多年以来，精神病学家一直在寻找那些被诊断患有此病的人之间有什么样的共同点和不同点。到目前为止，还没有定论。

　　诊断"精神分裂症"公认的客观临床标准至今尚未发现。

　　至今也没有发现不同病人患精神病前的人格、病程、持续时间、结果之间存在一致性。

　　权威人士对于"精神分裂症"究竟是一种疾病还是一组疾病、是 *xxiii* 否已发现一种可识别的器质性病理症状或者可以预期发现一种可识别的器质性病理症状，各执一词，各抒己见。

　　患者**死后**进行的解剖没有任何病理发现。在"发病"过程中，没有发现器质性结构的变化。没有任何生理-病理变化与这些疾病有关。人们普遍认为，任何形式的治疗都是有价值的（除了很可能可以保持谨慎的人际关系和安宁之外）。"精神分裂症"通常发生在家庭之中，但观察不到它有任何遗传上明确的规律。它对身体健康通常没有不良影响，而且，如果他人给予恰当的照顾，患者便不会因此而死亡或缩短性命。任何体质类型的人都有可能患上精神分裂症。它与其他任何已知的生理性功能障碍无关。

　　最重要的是，要认识到确诊患者并不是患上了一种病因不明的疾病，除非他能证明情况不是这样。① 通常情况下，从他的亲戚以及我们自己的视角看，他是一个有着奇怪经历和/或行为方式奇特的人。尽管相对持久的生化变化（biochemical changes）很可能是某些相对持久的特定类型人际关系的结果，但这些奇怪的经历和行为通常是否与他身体方面的变化联系在一起，仍然不确定。

确诊患者正在经受一个病理过程，这要么是一个事实，要么是一个假设，要么是一种猜想，要么是一种判断。

把它当成事实绝对是错误的。把它当成一种假设是合理的。没有必要猜想，也没有必要下判断。

xxix
现在，在已经将其当成病人看过、倾听过但还没有确诊的人面前采取了临床立场的精神科医生，绝大多数情况下会相信摆在他面前的是"精神分裂症"的事实。他表现得"好像"它的存在是一个既定的事实一样。紧接着，他就必须发现其"病因"或多种"致病因素"，评估其"预后"，然后开始治疗。因此，"疾病"的核心便是过程的结果，它存在于人这个动因之外。也就是说，疾病或过程被当成了个体正在经受或经历的一个"事实"，而不管它是遗传性的、体质性的、内源性的、外源性的、器质性的、心理性的，还是所有这些因素的某种混合。我们认为，这是一个错误的起点。

我们认为，认为确诊患者正表现出一种生物性机能障碍的（因而也是病理性的）行为方式这样一种判断下得过早，因此我们先把它附在这里。

虽然我们自己并不接受临床术语的有效性，但有必要确定这样一个事实，即我们像其他所有人一样，也将本书中对其家人进行了描述的那些人称为"精神分裂症患者"。在这里，我们所说的"精神分裂症患者"，指的是那些已被诊断患有精神分裂症并接受了相应治疗的

---

① 要了解这种论点的发展，可参见 Szasz, Thomas S. (1961). (Cf. p. 16n. etc.) *The Myth of Mental Illness*. New York, Hoeber; London, Secker & Warburg, 1962。

人。因此，我们在呈现每个案例时都是从用临床术语描述那位"精神分裂症"患者的经验和行为开始的。重申一遍，我们自己并不用"精神分裂症"一词来指称我们认为一个人"身上"存在的任何可识别的状况。不过，鉴于这个术语总结了一些人对另一些人的经验和行为所做的一组临床归因，我们保留了该术语。我们会附上所有关于这样一组归因之有效性或可能影响的判断。

在记录了这些归因之后，我们接下来从现象学的角度描述一下家庭关系。无论是**器质性**病理症状（organic pathology）、**精神**病理症状（psychopathology）还是就此而言的**一组**病理症状（group pathology）（见下文），我们都不认为是或不是证据。这个问题暂且不谈。*xxv*不管我们什么时候在每一章开头的临床部分之外使用这样的判断性临床术语，读者都应该记住所附上的这些术语，或暂时不要对这些术语做出判断。

我们关注的是人、人与人之间的关系，以及家庭作为一个由多人组成的系统的特点。我们对自己方法的理论立场如下。

每一个人都不仅是他人世界中的一个客体，而且是他在自己的世界中经历事件、形成个性、采取行动的一个时间和空间上的位置。他是他自己的中心，拥有他自己的观点，而我们想要发现的恰恰是每一个人对自己和他人共同面对的情境的看法。

不过，每一个人在他或她与其他家庭成员的关系中都没有一个可界定的位置。

这个人可能是女儿，可能是姐妹，可能是妻子，也可能是母亲。我们没有办法预先知道二人之间的关系：她与父亲之间的一对一关系，她与母亲之间的一对一关系，她与父亲、母亲三人之间的关系；同样，她可能是她姐姐哥哥的妹妹，此外，她还可能与一个儿子或女儿结了婚。

我们可以假设吉尔（Jill）有父亲、母亲，还有一个哥哥，他们都住在一起。如果我们想完整地描述她作为一个家庭成员的所有情况（更不用说她在家庭以外的情况了），就必须了解她在以下所有情境中的经验和行为：

吉尔独处时

吉尔和母亲在一起时

吉尔和父亲在一起时

xxvi　　吉尔和哥哥在一起时

吉尔和母亲、父亲在一起时

吉尔和母亲、哥哥在一起时

吉尔和父亲、哥哥在一起时

吉尔和母亲、父亲、哥哥在一起时

有人认为，这是对吉尔必须采取的各种位置的相当粗略的区分，这些位置可以将她定性为女儿或妹妹。

我们需要以同样的方式依次对家庭中的每个人进行行为抽样。人都有身份。但当他们变得不同于其他人时，他们也可能会发生显著的变化。将这些转变（transformation）或改变（alteration）中的任何一个视为基本的，而将其他转变或改变视为变量，是一种太过随意的做法。

一个人不仅在不同的改变过程中可能表现出不同的行为，他体验自己的方式也可能不同。他容易记住不同的东西，表达不同的态度，甚至是相当不一致的态度，他还会以不同的方式展开想象和幻想，等等。

我们感兴趣的是与我们一直有联系或者彼此之间一直有联系的人，并始终考虑到他们的群体背景（group context）。在本研究中，这个群体背景主要指的是家庭，但如果家庭成员在家庭之外的个人社交网络对我们试图阐明的问题有特定影响，则也可能包括这些家庭成员在家庭之外的个人社交网络。换句话说，我们感兴趣的是所谓的家庭**关系**（family nexus），即由有亲属关系的人和其他虽没有亲属关系但被视为家庭成员的人组成的多重关系。这些人之间的关系的特点是，他们会对彼此的经验和行为产生持久的、强烈的面对面的相互影响。

我们要研究的是构成这些关系的人、他们之间的关系以及这种关系本身，因为这种关系作为一个系统可能具有结构、过程和效果，但这不一定是其成员有意设计的，也不一定能根据对其成员在背景之外 *xxvii* 的研究来加以预测。

如果我们想知道一个足球队在比赛中配合得好还是不好，我们不会仅仅去想或者主要想通过与队员们单独交谈来找到这个问题的答案。我们会去观察他们在一起踢球时的情况。

大多数对"精神分裂症患者"家庭的研究，虽然为了解这个问题的不同方面提供了原始的、有用的资料，但都不是基于对家庭成员**在一起**时彼此之间实际的互动情况的直接观察。

一个家庭在时间和空间上是怎样安排的？哪些空间、哪些时间、哪些东西是私有的？哪些是共享的？这些空间、时间、东西又是属于谁？——要想找到这些问题及许多其他问题的答案，最好去看一看这个家庭真实的样子，既要看看全家人在一起时的整体状况，也要分别看一看每个家庭成员在家庭中的状况。

不过，我们并不希望研究从个体的经验和行为中提取出来的家庭系统属性（这些个体以一种特定的方式一直生活在一起，从而保证了该系统的延续）。

人与人之间的关联、他们所拥有的各种关系以及他们组成的群体，仍呈现出概念上和方法上的困难。

部分问题是系统的过程与构成该系统的动因（agent）的行为之

间存在明显的不连贯性。在这里，我们发现，利用萨特近期提出的实践（praxis）、过程（process）、可理解性（intelligibility）等概念，对我们的研究相当有用。①

xxviii

任何事件都可能是行为人做出的行为，也可能是一系列没有动因作为其行为人的操作导致的结果。

在第一种情况下，我们称这些事件是实践的结果；在第二种情况下，则称之为过程的结果。

当任何人类群体中发生的事件可以追溯到是哪些动因导致了该事件时，可以称之为**实践**（praxis）。一个群体中发生的事件可能不是任何人蓄意让其发生的。甚至可能没有人意识到发生了什么。但是，如果我们可以从正在发生的事件（过程）一步一步地追溯到是谁在做什么事件（实践），那么，一个群体中发生的事件将是**可以理解的**（intelligible）。

从现象学的角度看，一个群体能够感觉到它的成员是一个有机体；而在它之外的人看来，它就像是一个整体。但要超越这一点，我们从**本体论的角度**（ontologically）可以坚称，它是一个有机体，且将变得完全神秘化。就在社会学家几乎完全抛弃了有机论（organicism）的时候，一种新的医学社会学（medical sociology）正在兴起，因为临床医生放弃了他作为一个医学心理学家（one-person medical psychologist）的位置，开始带着一种奇特的医学有机论占据了原先由社会学家所占据的位置。

因此，我们认为，家庭**病理学**（family pathology）是一个混乱的概念。它将个体行为的不可理解性（unintelligibility）延伸到了群

---

① 要想了解对这些概念的扩展性解释，可参见 Sartre, J-P. (1960). *Critique de la raison dialectique*. Paris, Gallimard；Laing, R. D. & Cooper, D. G. (1964). *Reason and Violence. A Decade of Sartre's Philosophy 1950 – 1960*. London, Tavistock Publications。

体的不可理解性。这是**生物学上的类推**（biological analogy）[①]，现在不仅用于一个人，也用于多个人。在我们看来，这种将临床生物学中的概念迁移至人类多样性领域的做法是徒劳的。它最初的影响很有吸引力，但它最终导致的困难甚至比用于一个人的生物学类推还要大。疾病的单位不是个人，而是家庭。因此，需要临床医生的服务来"治愈"的不是个人，而是家庭。家庭（或者甚至是整个社会）现在是一种具有生理症状和病理症状的超有机体（hyperorganism），它可能是健康的，也可能患了病。这样，我们便获得了一种泛临床主义（panclinicism），可以说，这是一个价值体系，而不是一种获得知识的工具。 *xxix*

群体和个体之间**不是**整体和部分的关系，而是超有机体和有机体的关系。它不是一种机制，除非从这样一种意义上说，即群体的机械作用可以在其所有成员的实践中并通过这些实践形成，并且是这些实践带来的可理解的结果，可以通过恰当的方法来加以阐释。

因此，我们试图开发出一种方法，这种方法能够让我们同时研究（1）家庭中的每个人，（2）家庭成员之间的关系，（3）作为系统的家庭本身。

我们在研究每个家庭时都遵循了同样的总体计划。在描述每一个家庭的开头部分及书后的附录中，我们都会详细地介绍每一项研究的结构。

对于每一个病例，我们研究的第一步都是告诉患者我们希望对她和她的家人进行访谈。有些患者一开始表示有些焦虑，但没有人拒绝。

---

① 参见 MacMurray, John (1957). *The Self as Agent*. London, Faber; Chapter 1 of Laing, R. D. (1960). *The Divided Self*. London, Tavistock Publications; Chicago, Partheon Books.

通常情况下，我们最先联系的亲属是患者的父母。有人解释说，我们是在试图寻找更多的事实，来帮助我们理解患者为什么会生病、为什么会住院。在每一个病例中，患者家人的反应几乎都是一样的。只要有助于我们去帮助患者，他们都会不遗余力。接着，我们会说，我们想更多地了解她的家庭生活，希望能够跟他们见面，可以单独见面，也可以家人一起见面，见面时患者可以在场，也可以不在场，而且，我们希望把见面的地点安排在他们的家里，因为这样可以让我们更直观地了解他们的家庭生活。一开始的这些交流是在同一个房间进行的，并用录音机进行了全程录音。我们解释说，这是为了方便我们记住交流的内容。有了它，我们便可以专心听讲，而不必同时去试图记住所有的内容。对此，没有人反对。

xxx

在对最初联系的亲属进行一两次访谈之后，我们会提出与其他家庭成员见面的要求，并对他们进行类似的访谈。有时我们会告诉他们这样做的理由。当涉及的儿童不到 12 岁时，我们不会强调这一点，而在其他情况下，我们会尽力说服他们，且通常都取得了成功。但在一些家庭中，我们没能访谈到每一位相关的人员，有的是因为最初接受访谈的亲属中有一人不同意，有的是因为所涉及的这位亲属本人拒绝合作。本书中报告的每一项研究都详细介绍了这些缺漏。读者将会看到，我们总体上成功地访谈到了我们希望访谈的所有人。

我们在一天中的不同时段约见了所有这些家庭。我们看到了他们在患者精神病严重发作时、患者看起来很好时的反应：我们看到了作为完整系统的家庭及其每一个子系统、每一个成员对患者的康复以及进一步的崩溃风险或实际发生的崩溃情况的反应。在撰写本书之时，我们已经认识书中报告的所有家庭成员长达三年多的时间。

在以笔记和录音的形式收集了资料之后，我们将录音转录成了文本，并将所有资料都保存了下来。

我们根据每一组录音和转录文本做了一份词语索引，并从这些资料中提炼出了本书将要描述的十一个案例。在第十一个案例中，我们让读者更为清楚地看到了一项研究按时间顺序展开的实际过程。在描述这个案例时，我们向读者呈现了"半路"资料，也可以说是处于原始资料与完成的故事之间的资料。

　　当然，我们更换了患者的姓名，并尽一切可能确保有关人员完全匿名。除更换了姓名、地点和职业以外，所有谈话内容都是一字不差 *xxxi* 地转载的。

　　在现象学本身的范畴内，这项研究在方法论和启发性上都有局限。

　　我们的大多数资料是通过访谈获得的。虽然我们在进行这些访谈时对家庭的抽样工作相对系统，但我们对这些家庭的研究当然还远未完成——原因如下：首先，这些访谈中大多数是在我们自己的咨询室，而不是在这些家庭的家中进行的；其次，更为严重的是，访谈本身并不是一种自然发生的家庭情况。

　　我们对自己的录音方法也不满意。它的主要局限在于，我们永久记录的所有内容仅限于我们在场时家庭成员的语音交流。虽然这样一个永久性的磁带记录库是在访谈期间或访谈后进行临床记录方面的一大进步，但只能将它视为永久性视听记录的一块垫脚石。

　　我们在呈现研究发现时几乎不做任何解释，无论是存在主义解释还是精神分析的解释，都几乎没有。精神分析主要关注的是无意识与外显行为之间的关系。精神分析学家经常对接受分析者自己不承认或没有意识到的动机、经验、行为、意图进行归因。而读者将会看到，我们很少对这些家庭的成员做这样的归因。

　　毫无疑问，我们认为，在所有这些家庭中，家庭成员的幻想经历以及基于这样的经历而产生的动机、行为和意图，大多数是这些家庭成员自己都不知道的。因此，如果不准备对这些家庭成员自己都没有

xxxii 意识到的幻想的动因进行归因，就不可能恰当地处理这些家庭的中心问题，如性方面的问题。不过，在本书中，我们不会这样做。

我们对每一个家庭的讨论和评论都缩减到了我们眼中的不可否认的基本事实。

对经验者自身都否认的经验，以及主体自身都不承认的动机和意图的推断，会面临验证的困难，而这些困难并不是在我们所限定的现象学层面上产生的。

在我们看来，虽然有时候付出了不能陈述我们所认为的家庭动力之基本要素的代价，但本书做这样的限制总的来说是可取的。

因此，读者将会发现，本书记录了一些困扰这些家庭的相当明显的矛盾，但我们没有对那些可能导致这些矛盾产生和维持这些矛盾的潜在因素作过多的解释。随后，我们希望对资料做更进一步的解释。

另一个限制是，我们将家庭本身作为一个系统的**整体化**（total-ization）①是不完整的——这个限制，在我们看来，是从临床视角到社会现象学视角的转变所必需的。围绕着那个已开始精神分裂症患者生涯②的个体的经验和行为的可理解性，我们对每一个家庭的描述在很大程度上出现了两极分化。因此，我们关注的焦点从某种程度上说依然是确诊的患者或者是母女关系、关系中的人（person-in-a-nexus），而不是关系本身。我们认为，这在历史上是不可避免的。这项研究是过渡性的——这既是它的弱点，也是它的优点，因为我们希望它将成为过去和未来为理解疯狂而付出的努力之间的桥梁。

xxxiii 我们相信，本书展示的精神分裂症患者的经验和行为比大多数精神病学家所认为的要容易理解得多。

我们试图在每一个案例中都回答这样一个问题：一个已确诊为

---

① 参见 Sartre, J-P. (1960)；Laing, R. D. & Cooper, D. G. (1964), op. cit。
② 参见 Goffman, Erving (1961). *Asylums*. London, Penguin Books (1968)。

"精神分裂症"的人的经验和行为，在多大程度上可以根据他或她的家庭关系的实践和过程来理解？

我们认为，这些描述所体现和要求的观点的转变，其历史意义不亚于三百年前从一种鬼神学说（demonological）到临床观点的转变。

目 录

1号家庭：阿伯特一家

玛雅（Maya），女，28岁，个头高挑，皮肤黝黑，很有魅力。她是家里的独生女。8岁以前，她一直和父母住在一起，她父亲是一家百货公司的经理。从8岁到14岁，她和一对没有孩子的老夫妇一起被疏散，14岁到18岁，她第一次住进了医院，与父母重聚。

过去的十年中，她有九年是在西部医院度过的。

≫ 临床视角

玛雅的"病"被诊断为偏执型精神分裂症（paranoid schizophrenia）。这个病好像是突然冒出来的。一名精神科社工根据对她父亲和母亲的访谈撰写了一篇报告，将发病情况描述如下：

> 直到入院前一个月，患者的行为似乎没有任何异常。当然，她一直以来都担心自己的学业，但父母已经习惯了，从过去的经验看，她的担心是毫无根据的。一天下午，她放学回家告诉父母，校长希望她离开学校。父母一听就担心了起来，因为他们知道这是不对的。而且，患者在其他场合又再次提到了这件事。接下来，她说她无法入睡，不久之后又确信有窃贼闯进了房子。医生给她开了镇静剂，但患者起初拒绝服用。一天晚上，她又说窃贼要闯进房子，于是挺直身子坐在床上，虽然服了药，但她还是

设法让自己保持清醒。后来，她又认定父亲要毒死她，有一天，她跑出了家门，跟邻居说她的父亲想毒死她。父母最终找到她，并把她带回了家。她似乎并不害怕她的父亲，还很平静地跟他讨论了这件事，但当父亲说他并没有试图除掉她时，她表示不相信。家人给医生打了电话，医生建议她立即接受治疗。患者非常愿意接受治疗，自愿入院。

十年后，她父母向我们讲述的情况与此相同。

在过去的十年里，她的行为已经导致了临床上的归因，即她有幻听和人格解体的症状；出现了紧张症（catatonia）的体征；表现出了情感上的贫乏和自闭式的退缩。有时候，临床上还认为她"易冲动"。

从现象学的角度来说，她把自己当成了一台机器，而不是一个人。她感知不到自己那些有共同归属的动机、动因、意图。她的自主同一性（autonomous identity）非常混乱。她觉得她的言行举止必须仔细认真、一丝不苟。有时候，她觉得自己的思想被别人控制了，她说，让她思考的常常不是她自己，而是她的"声音"。

在叙述的过程中，由于我们不是从临床的视角，而是从社会现象学的视角来展开研究的，我们将无法按照临床的类别来划分我们的研究。临床上的体征和症状将会消解在随后叙述的社会可理解性中。

我们接下来要做的是证明一点，即玛雅的经验和行为，特别是人们认为大多数精神分裂症患者会表现出的那些经验和行为，如果根据她的家庭状况（family situation）来看，是可以理解的。这里的"状况"不仅指我们从外面看到的家庭的样子，而且指每一个家庭成员从内部看到的"家庭"的样子。

我们的根本问题是：从玛雅家庭的实践和过程来看，玛雅精神分裂症的经历和行为在多大程度上是可以理解的？

➤➤ 研究结构

我们对这个家庭的描述基于以下访谈。

访谈对象	次数
母亲	1
父亲	1
女儿	2
女儿和母亲	29
女儿和父亲	2
母亲和父亲	2
母亲、父亲和女儿	8
	45（合计）

这表示我们对这个家庭进行了 50 个小时的访谈，其中 40 个小时进行了录音。

➤➤ 家庭状况

阿伯特夫妇都是普通人，看起来很安静。玛雅 18 岁时，一位精神科社工形容阿伯特夫人是"一个非常和蔼可亲的女人，对人很友好，很容易相处"。阿伯特先生"举止文静，为人和善"。他看起来是"一个非常明智的人，但不如他的妻子那么讲究实际"。为了家人，他似乎什么都愿意做。他身体很健康，给访谈者的印象是"性格非常沉稳"。

玛雅出生时，她母亲 20 岁，父亲 30 岁。

女儿出生时，阿伯特先生正在读一本关于玛雅古墓挖掘的书。"我女儿就取这个名字了。"他想。

玛雅 8 岁时，母亲和父亲一致同意把她送走。而在此之前，她一直是爸爸的"小情人"。她会一大早喊他起床，然后一起去游泳。她总是跟他手牵着手。他们会紧挨着坐在桌旁，每晚睡觉前，他都会跟她一起祷告。他们常常会一起去长途跋涉。

从 8 岁到 14 岁，除了短暂回家探望外，玛雅一直没有跟父母住在一起。当她回到家和他们永久生活在一起时，他们抱怨她变了。她不再是他们那个小女孩了。她想学习。她不想去游泳了，也不想再和父亲一起去散步了。她不想再和他一起祷告。她想自己读《圣经》，就她自己一个人读。她反对父亲在吃饭时坐在她身边表达对她的爱意。她想坐得离他远一点。她也不想和母亲一起去看电影。在家里，她想自己处理事情，自己做一些事情，比如不事先告诉母亲就自己洗镜子（母亲说的例子）。

7　　　玛雅的父母在回忆玛雅的这些变化时都说这是她生病的最早迹象，而在我们看来，这些变化其实是成长的正常表现。有趣的是，她父母对这些发展的判断与我们并不一致。

玛雅认为，她的主要困难在于获得自主性（autonomy）——这实际上也是她生活中的主要任务。

> 你应该能够自己思考，自己解决问题。我不能。人们都能够接纳、理解事物，而我不能。我忘记了一半的时间。甚至是我记得的东西也不是真实的记忆。你应该能够自己解决问题。

她的父母一直以来似乎都很警惕，认为玛雅所有试图发展自主性的表现都必然包括她努力地想让自己与他们分开，并自己主动地去做一些事情。直到现在，她父母的警惕心依然丝毫没有减弱。例如，虽然她过去的一年一直在一家洗衣店工作且没有发生任何意外，但她母亲还是反对她在没有监督的情况下熨衣服。阿伯特夫妇认为，他们的女儿独立"用她自己的脑子思考"就等于是"生病"，是对他们的排斥。她母亲说：

> 我想我现在所有心思都放在了一件事情上——这件事情就

是，让她好起来——我是说，在她还是个孩子，还是个十几岁青少年的时候，我总能找到问题所在，或者——我总能做点什么，但——但现在这种疾病完全发作了，呃——我们之间的关系已经不一样了——你看，玛雅，呃——她不再接受你跟她说的一切——就好像如果我对她说，呃，"黑就是黑"，她过去很可能会相信，但因为她现在生病了，她再也不接受你跟她说的任何东西。于是，她不得不为自己辩解，而如果她不能解释清楚，那么，她似乎就是不相信**我的**话——这两种情况在我看来当然完全不同。

就像他们所说，"因为她生病了"，所以她变得更加"难以相处" 了。她不像以前那样"容易相处"（fit in）了。虽然玛雅觉得医生帮助她比以前更能"用她自己的脑子思考"，但却让她在这个方面更糟糕了。用她自己的脑子思考当然需要全面地了解自己。对玛雅来说是"用自己的脑子思考"和"想为自己做一些事情"，在她的父母看来却是"鲁莽"（forwardness）和"小聪明"（brightness）。

18 岁以前，玛雅一直努力学习，并通过了所有考试。用她自己的话说，书成了她的避难所，可以让她避开父母的侵扰。她父母的态度开始变得越来越难以理解：一方面骄傲自豪，另一方面又傲慢自大；一方面觉得自尊心受到了伤害，另一方面又担心她。他们说她非常聪明，甚至"可能太聪明了"。他们认为她学习太过努力。他们觉得她一直学习没什么乐趣可言，因此必须把她从书本中拖出来。她母亲说：

> 那时候我们常常去看电影，我常常会说，呃——有时候，她会说："妈妈，我觉得我今晚不应该去看电影，我想我应该做家庭作业。"然后，我就会对她说，"哦，好吧，我很失望"，或者我会坚持一定要去，或者我会说，"好吧，那我自己去"，然后她会说，"好吧，我也去"。大多数时候，她真的都是被逼着出门的。

当玛雅说她的父母总是给她设置障碍，干扰她读书时，他们很有趣地否认了这一点。她坚持说她想读《圣经》。父母都在笑她觉得他们给她设置障碍的想法，她的父亲还大笑着说："你想读《圣经》到底是为了什么？你在其他书中可以找到更好的信息。"

下面，我们将更为细致地探讨父母和精神科医生一再对玛雅做出的某些归因。

十年来，一份又一份的精神病报告对玛雅的描述都是：淡漠，退缩，情感缺失，孤僻，充满敌意，情感贫乏。她的父母也是这样看她的。从她 14 岁起，他们就经常说她没有感情，觉得她对这种归因已经相当习惯了，但当她遭到这样的"指控"时，她仍然会脸红、愤怒。就她而言，她觉得父母从未给予过她爱，也不允许她自发地表达爱，正是在这一点上的恼怒和挫败感，才导致了她很多所谓的冲动行为——例如，导致她八年前再次入院的事件，据说是她用刀袭击了她的母亲。

> **玛雅**：我为什么要袭击你？好吧，或许是我在寻找一些东西，一些我所缺少的东西——情感，也许是对情感的贪求。
>
> **母亲**：你不会想要那些东西的。你一直都觉得那太腻歪了。
>
> **玛雅**：你什么时候给过我这些？
>
> **母亲**：好吧，比如说，如果我想亲亲你，你就会说，"别腻腻歪歪的"。
>
> **玛雅**：但你从来没有让我亲亲你。

玛雅说她的父母从来不认为她是"一个人"，或者说从来都不把她"看成"是"一个人"，"一个像我现在这个样子的人"。父母对她的这种缺乏认可让她感到害怕，于是她采取了一种自卫手段回击他们。但这显然让她的父母感到非常困惑，他们在任何时候都无法理解这一指控的任何意义。玛雅坚持说，她的父母对她没有真正的感情，因为他们不知道，也不想知道她的感受，而且，他们不允许**她**对**他们**

表达任何的自发情感，因为他们觉得这不是"适应"的一部分。

当玛雅说她在失去了情感后变得开朗了起来时，她母亲反驳道："好吧，你已经太过开朗了。"这并不是说这个女孩有轻度躁狂的特质，她没有这种特质。

"父母是否把她当回事"这个问题阐明了她缺乏情感的另一个特点。正如玛雅所说，她父亲

> ……对我跟他说的事情常常一笑置之，而我却看不出他在笑什么。我觉得事情非常严重。甚至到了我5岁的时候，我已经懂事了，但我还是看不出他在笑什么。父亲和母亲都不站在我这边。

> 我跟父亲说学校里的事情，他过去常常一笑置之。如果我跟他说我做的梦，他过去也常常一笑了之，并告诉我不要当回事。这些事情对当时的我来说非常重要——我那时经常做噩梦。他却常常一笑置之。我小的时候，他经常跟我一起玩，但那不一样。

她母亲向我们抱怨说玛雅不想了解她；她父亲也有同样的感受，父母两人都很伤心，因为玛雅不肯告诉他们任何关于她自己的事情。

他们对这一打击的反应很有趣。他们开始觉得玛雅有着超凡的精神力量，以至于他们确信**玛雅能够读懂他们的想法**。例如，

> **父亲**：如果我在楼下，有人进来问玛雅怎么样，这时如果我马上上楼，玛雅就会对我说："你说我什么了？"我说："什么都没说。"她就会说："你说了，我都听见了。"这对玛雅来说太不寻常了，以至于我在玛雅不知道的情况下和她做了一次试验。你看，当我证明了这一点后，我就想："好吧，我可以把这件事告诉阿伯特夫人。"于是我告诉了她，她说："哦，别傻了，这是不可能的。"我说："好吧，今晚我们把玛雅带上车的时候，我会坐在她旁边，我会把注意力都放在她身上。我会跟她说话，你就观

11　察她的反应。"当我坐下时，她说："你能坐到车的另一边吗？我无法理解爸爸在想什么。"这是真的。嗯，在那之后的一个星期天，我说——那是冬天——我说："玛雅会坐在她平常坐的椅子上，她会坐在那里看书。现在，你拿一张报纸，我也拿一张报纸，我向你保证，呃……"——玛雅忙着看报纸，呃——我朝妻子点点头，然后我把注意力都放在了报纸后面的玛雅身上。她拿起报纸——她的，嗯——杂志还是别的什么东西，朝着前厅走去。她妈妈说："玛雅，你要去哪里？我还没烧火呢。"玛雅说："我不明白"——是的——"我不知道爸爸的大脑深处在想什么。不知道爸爸的内心深处在想什么。"

这样的试验从她第一次"生病"前一直持续到现在，直到这项研究进行了一年多后才为人所知。因此，只有在遇到最大的困难时，玛雅的受控观念（ideas of influence）才能继续被视为个体病理过程的渗透，无论是器质性的、心理性的，还是二者兼而有之，均是如此。

从临床上看，她"饱受""受控观念"之苦。她不止一次地感到，尽管她自己对他人的影响不好，但即使她自己竭力克服这一点，其他人也可能对她产生或确实产生了不当的影响。

总体而言，人们之间产生的和可能产生的相互影响的性质相当模糊。这是一个"幻想往往会产生事实"的领域。当然，如果理智的人更清楚这方面往往会和可能会发生什么，那么，讨论玛雅对这个问题的专注就会更容易一些。

具体来说，了解以下问题的答案对我们非常重要。

她父母觉得玛雅对他们有什么影响？

12　他们觉得他们对玛雅可能产生、已经产生或者应该产生什么影响？

他们试图对她产生怎样的影响？

他们认为一个人会对另一个人产生怎样的影响，尤其是通过远距离的行动，特别是祈祷、心电感应或思想控制（玛雅最担心的媒介）会对另一个人产生怎样的影响？

不了解这些问题的答案，就没有人能够开始评估和解释玛雅对相互影响的"妄想"（delusions）。在我看来，这个原则必然适用于每一种这样的妄想情况。

在这种情况下，当我们记起她的父母**曾**积极地试图影响她，他们曾相信她能说出他们的想法，他们曾对她进行试验但又不愿意向她承认这样的做法时，受控观念就具有了社会可理解性。此外，当把这些非凡的力量归咎于玛雅时，他们坚定地相信，她甚至不知道她自己的想法或行为。

玛雅指责她的父母以某种"一笑置之"的方式"影响"了她，因此，她在家里的时候尤其易怒、胆战心惊、心慌意乱也就不足为奇了。正如我们所说，只有在我们的研究过程中，他们才向她承认了他们一直在做的事情。

> **玛雅：**好吧，我是说你们不应该这么做——这是不自然的。
>
> **父亲：**我没有做过——我以前没做过——我想："好吧，我做错了，我以后不会这么做的。"
>
> **玛雅：**我的意思是我的反应表明这是错的。
>
> **父亲：**几周前有一个很好的例子——她喜欢她妈妈的一条裙子。
>
> **玛雅：**我没有——我试穿了一下，裙子很合身。
>
> **父亲：**好吧，她们得去找一个裁缝——有人给她们推荐了一个裁缝。阿伯特夫人去拿裙子，她问："多少钱？"那个女人说："四先令。"阿伯特夫人说："哦，不是吧？肯定不止这点钱。"所以那个女人回答说："哦，好吧，你丈夫几年前帮了我一个大忙，我一直都没有机会回报他。"我不记得自己帮过她什么忙了。阿伯特夫人给她的钱当然不止四先令。玛雅回家后就问她妈妈：

13

"妈妈，你把裙子拿回来了吗?"她回答说:"玛雅，拿回来了，还花了不少钱。"玛雅说:"哦，你不能骗我——他们告诉我是四先令。"

玛雅:不是，我以为是七先令。

父亲:不，你说的是四先令——肯定没错——当时我妻子看着我，我看着她——所以，如果你能解释一下这件事的话——我不能。

她的一个牵涉观念(an idea of reference)是她无法理解父母之间发生的貌似跟她有关的事情。

确实是这样。当他们一起接受访谈时，她的母亲和父亲不断地相互点头、眨眼、做手势、会心微笑，这在观察者看来是如此明显，以至于第一次访谈才进行 20 分钟他就对此发表了评论。不过，他们还是继续如此，有增无减，随后又否认。

在我们看来，她父母不承认玛雅类似评论的正确性，其后果是玛雅不知道她是什么时候察觉到或者是什么时候想象到父母之间发生的事情的。父亲和母亲之间这些公开但又隐秘的非言语交流，事实上相当公开且非常明显。玛雅之所以被视为偏执狂，很大程度上源于她不相信她自己的怀疑。她无法真正相信她认为自己看到的一切就是真实发生的事情。另一个后果是，她无法将通常不是有意的或通常不被视为交流的行为(例如，摘眼镜、眨眼睛、揉鼻子、皱眉头等)与有意的交流行为区别开来——这是她偏执的另一个方面。不过，她的父母常把那些行为当作信号，当作对玛雅的"测试"，看她能不能发现，但她父母玩的这个游戏有一个很重要的部分，那就是:如果有人评论，他们就会很有趣地反驳说，"你什么意思?""什么眨眼!"如此等等。

除了归因于她的各种神奇力量之外，她的父母还告诉她，她不能思考、记住或做她确实思考过、记住过或做过的东西，也思考不了、记不住或做不了她确实思考过、记忆过或做过的东西，从而让她更加神秘了。比较一下她和她母亲所说的关于她袭击母亲从而导致她重新入院的某些细节，很有启发性（参见上文边码第 9 页）。

据她母亲说，玛雅无缘无故地袭击了她。这是她的病又发作了的结果。玛雅说她什么都不记得了。她母亲不断地提醒玛雅记起这件事。

不过，玛雅曾说，她可以相当清楚地记得当时的情景。她当时在切肉。她母亲站在她身后，不停地说她应该怎么做才是对的，说她总是做错事情。她觉得她必须采取点行动，否则就感觉内心像是有什么东西爆裂开了一样。她转过身，对着母亲挥舞着刀，然后把刀扔在了地上。她不知道自己为什么会有这样的感觉。她对所发生的事情并不感到抱歉，但她想弄清楚这件事情。她说她当时感觉很好：觉得这跟她的"病"无关。她要对此负责。她的"声音"并没有告诉她要那样做。她说，不管怎样，这些声音都是她自己的想法。

我们的解释是，这整个事件在很多家庭中可能都没有注意到就过去了，都把它当成是女儿和母亲之间普通的恼怒事件。

我们发现，玛雅个性的所有方面都受到了不同类型的否定（negation）的影响。

例如，她 14 岁回家时，她觉得她开始想象"一些性方面的事 *15* 情"。她躺在床上，脑子里想着她的父母是否有性行为。她开始性兴奋，开始手淫。不过，她非常腼腆，远离男孩子。当父亲出现在她身边时，她开始越来越恼火。她反对父亲在她吃早饭的房间里刮胡子。她害怕父母知道她有关他们的性方面的想法。她试图跟他们说这件事，但他们告诉她，**她没有任何这样的想法**。她跟他们说她手淫了，**但他们告诉她，她没有那样做**。当时发生的情况当然是推断出来的，**但当她当着访谈者的面跟父母说她还在手淫时，她的父母只是告诉她，她没有那样做**！

据她回忆，在她 15 岁的时候，她开始觉得是她的父亲导致了这些性方面的想法，父母都试图以某种奇怪的方式影响她。她加紧学习，埋头读书，但她开始听到她脑子里阅读内容的声音，开始听到她自己内心想法的声音。现在，她努力地想弄清楚她自己的所有想法。她的大脑中会清楚地出现她内心想法的声音：她的声带可以发出她的声音，她的头脑有前后两部分。她的动作来自她头脑的前面部分。它们刚刚发生了。她完全感觉不到她是她自己的思想和语言的代理人。①

16 她的父母不仅否定了玛雅的记忆、情感、感知、动机、意图，而且，他们的归因本身也很奇怪地自相矛盾，虽然他们的言行举止表现得好像他们比玛雅更清楚她记得什么、做过什么、有过怎样的想象、想要什么、有什么样的感受、是否开心、是否疲惫，但这种控制通常以一种更加神秘的方式维持着。

例如，有一次，玛雅说她想离开医院，她认为，她已经不再需要住院，但母亲还是试图让她继续待在医院里。她母亲回答说：

> 我认为，玛雅——我认为玛雅认识到了——呃——无论她想要什么，只要真的对她好，我都会去做——不是吗？——嗯？（没有回答）——毫无保留——我的意思是，如果可以做出任何的改变，我都很乐意去做——除非绝对不可能做出任何改变。

我们无法从玛雅当时所认识到的再往前推进一步。但有人注意到，这段声明中有许多令人费解的限制条件。不管玛雅想要的是什

---

① 出于引言部分给出的原因，我们在很大程度上局限于这些家庭状况的互动现象学（transactional phenomenology）。显然，在这里以及在其他每一个家庭中，我们提供的材料均充分证明了每一个家庭成员都会同自己的性欲（sexuality）做斗争。玛雅毫无疑问会根据自己的性经验行事，特别是通过分裂（splitting）、投射（projection）、否认（denial）等方式。虽然讨论这些方面超出了我们在本书中自我强加的对特定关注点的限制，但读者不应认为我们是希望否认或最小化个体**对自己采取的行动**（action on himself，精神分析学家通常称之为防御机制 [defence mechanism]），特别是对家庭成员的性感觉方面，也就是乱伦方面。

么，最为确定的限制条件都是"真的"和"为了她自己好"。当然，阿伯特夫人是决定以下内容的仲裁者：（1）玛雅认识到了些什么；（2）玛雅"真正"想要的是什么（这不同于**她**可能**认为**自己想要的东西）；（3）怎么做才是为了她自己好；（4）哪些东西需保留，哪些需改变；（5）哪些是有可能做到的。

玛雅有时候对这些神秘现象的评论相当清晰。但与我们相比，这对她来说要困难得多。她的困难在于，她不知道什么时候该相信或不相信她自己的感知和记忆，或者什么时候该相信或不相信她母亲和父亲。

对这个家庭的严密调查显示，她父母对她说的话，不管是关于她的、关于他们自己的，还是关于他们觉得她应该有怎样感觉的，甚至是关于那些可以直接看到或听到的事情的，都不可信。

玛雅怀疑这一点，但她的父母认为这种怀疑正是她的疾病所在，*17*
而且，他们就是这么告诉她的。因此，她常常怀疑自己的怀疑是否正确：有时候她幻想自己否认了他们说的话，有时候她会编造一个故事来顺从他们的话，例如，她曾编了一个故事说她 8 岁时住进了医院——这是她第一次与父母分开的时间。

玛雅会试图躲在她自己的世界里，这并不奇怪，但与此同时，她感到最为痛苦的是，她不是一个自主的人。不过，她觉得，为了能够与父母保持某种程度的分离，她需要培养她所谓的"自我占有"（self-possession）的品质。而这带来了各种各样的影响。

> 如果我不自我占有，我将无所适从，因为我会被其他事情搞得一团糟。

不过，正如我们看到的，她为获得自主性而做出的各种尝试在她父母看来正是她的"疾病"所在，因为这意味着她与他们"合不来"，她"难以相处""太莽撞""太聪明""太骄傲"，且总是挑他们的错。

玛雅试图用这样的说法来解释自己的表现：

我强调别人的错误是为了找回我自己的"自我占有"。

我跟别人相处不好：这不是骄傲。

母亲总是挑我的毛病。她总是找我的麻烦。她总是试图教我如何运用我的头脑。你不可能教一个人在违背其自身意愿的情况下如何运用他的头脑。母亲总是这样。我痛恨她这样。

但有时候，她也会怀疑这种印象的正确性。她说：

她没有挑我的毛病，但那是我的看法。那是我对此的反应。我得让自己冷静下来。我一直觉得我得报复她——我得站起来夺回我自己——夺回我自己的"自我占有"。

她觉得她的父母是在强迫她接受他们的意见，他们试图"毁掉"她的头脑。但他们又教导她认为，思考是一件疯狂的事情，是她的"疾病"所在。

所以，她在自己的世界里，即自己的私人世界里、自己的壳里寻求暂时的庇护。不过，用她父母的话说，这么做是"消极的"：用精神病学的术语说是"退缩的"。

当玛雅没有尽她所能地建立起一道自我防御的战线时，她承认她对自己的能力非常不确定。事情并不一直都是真实的。

父母从来都不允许我为自己做任何事情，所以我从未学会做事情。这个世界似乎不太真实。如果你不去做事情，事情就永远都不真实。

变化扰乱了她不稳定的同一感。

我不知道该如何处理意料之外的事情。所以我喜欢一切事物都井井有条。这样就不会发生什么意料之外的事情了。

但是，这种"井井有条"必须来自她自己，而不是她父母强加的"正确性"或"精确性"。

我小时候常常认为这是一种威胁，当时我没有采取其他行动的自由，但现在我可以采取其他行动了：他们的正确性让我想弄清楚为什么他们做什么都是正确的，为什么他们可以那样做事情，而我却只能这样。

她一次又一次地否认自己有任何的情感，也否认对他们的情感有任何的兴趣。

母亲是和我一起生活的人。我没有比这更强烈的情感了。如果她出了什么事情，我会想念她，我会一直想着她，但这对我的生活方式没有任何影响。我没有任何深厚的情感。我只是没有那么做。

19

但她当然知道什么是恐惧；例如，最近一位阿姨对她大喊大叫时，她就感觉到了恐惧。

我只是觉得——我经常看到猫畏畏缩缩的，感觉它好像就在我心里一样。

她不承认她是自己思想的推动者，这在很大程度上好像是为了逃避批评和否定。

我不思考，是声音在思考。

它们会对她阅读的内容产生回响，或者它们会对那些她害怕以她自己的身份去批评的人进行"批评"。

就像在思考的不是她，而是声音一样，在行动的也不是她，而是她的身体。

这一切都不是我能控制的。

她已经放弃了，不再试图去"弄清楚"她的父母或其他人在干什么。

我通过自己的眼睛只能看到问题的一面——只能看到世界的

一面，我不能像以前那样通过别人的眼睛看问题、看世界。

这种一点都不想"站在他人角度看问题"的态度，从某种程度上说是一种防御策略，但它同时也表达了这样一个事实，即她是真的不知所措。

> 我觉得很难保住一份工作，因为我不知道别人心里在想什么，而他们似乎知道我在想什么。

> 我不喜欢别人问我任何事情，因为我总是不知道别人的想法。

> 我无法理解你的生活。我不生活在你的世界里。我不知道你在想什么，不知道你在追求什么，而且我也不想知道（对她母亲说）。

她的父母认为，玛雅之所以试图"自我占有"，完全是因为她"本性自私""贪婪""生病了"或"缺乏情感"。

因此，正如我们看到的，当玛雅试图缩进她自己的壳里，生活在她自己的世界里，埋头读书（她自己的话），她母亲和父亲觉得这是一个可怕的打击。在我们的访谈中，阿伯特夫人唯一一次哭是在她谈到自己母亲去世时，她说玛雅不想理解她，因为她只对她自己的问题感兴趣。

阿伯特夫人一再重申，只要有助于医生找到玛雅疾病的根源，她是天天希望和祈祷玛雅能记住任何事情。但是，她又觉得她必须反复地告诉玛雅，她（玛雅）不能"真正地"记住任何事情，因为（就像她向我们解释的那样）玛雅总是假装自己没有真的生病。

她经常询问玛雅的一般记忆，通过在不同的时间向她表明她不是健忘，就是弄错了事实，或者她只是因为后来从母亲或父亲那里听说了这件事而想象她记得她认为自己记得的事情，从而（从她的角度）帮助她认识到她生病了。

这种"虚假的"但又是"想象出来的"记忆让阿伯特夫人非常担忧。这也让玛雅感到担忧和困惑。

阿伯特夫人最后告诉我们（没有当着玛雅的面），她祈祷玛雅永远都不会记得她的"病"，因为她（母亲）认为否则会让她（女儿）不安。事实上，她对此的感觉非常强烈，以至于她认为，如果玛雅永远都不记得她的"病"（即使这意味着她必须一直待在医院里），那将是最"仁慈的"。

当她谈到玛雅康复对她来说是多么重要时，出现了一个奇怪且发人深省的时刻。阿伯特夫人曾说，玛雅若能"康复"，那就意味着她将再次"和她生活在一起"。她经常说她之所以如此照顾玛雅是为了得到她的感激，但现在她的说法不同了。她一直说，也许玛雅害怕"好起来"。她回忆起一个朋友最近告诉她的关于她和玛雅之间关系的"大实话"（home truth）。

> 你知道吗？她对我说："嗯，你不能为任何人而活——你甚至可能会因为这样做而受到惩罚。"我记得我当时想："想想都觉得这是一件多么可怕的事情。"但后来，我觉得她可能说得对。这对我的触动非常大。她对我说："你得过你自己的生活，这是你的生活——你不能也不应该为任何人而活。"我当时想："嗯，想想都觉得这是一件多么可怕的事情。"后来，我想："嗯，她这么说可能是对的。"

不过，这种洞见转瞬即逝。

在前文中，我们分析了各种各样的"体征"和"症状"，精神病学界几乎普遍认为这些体征和症状是由一种疾病"引起"的，也就是说，是一种器质性的病理过程，它们可能很大程度上取决于遗传-体质因素，且往往会破坏或损害有机体以各种方式体验和行动的能力。

我们认为，在这个病例中，人格解体（depersonalization）、紧张和偏执的症状、情感上的贫乏、自闭式的退缩、幻听、"自我界限"

22

的混乱等方面更可能是她和父母之间的相互体验（inter-experience）和相互作用的结果。它们与她生活的社会现实似乎相当一致。

关于我们的个案史重建（historical reconstructions），或许有人认为，她的父母可能是以一种不正常的方式对待一个不正常的孩子。资料很难支持这一论点。**现在**，她的父母清楚地表明，他们眼里的疾病症状，在我们看来则是发展过程中通常会出现的个性化（personal-ization）、自我实现（realization）、自主性、自发性等。用他们自己的话说，一切都表明了这一点，过去的情况也是如此。让她父母感到有压力的不是失去（loss），而是玛雅自身的发展。

≫ 附录

附录中列出了母亲、父亲和女儿的一些不连贯的归因和观点，其中大部分（但不是全部）已在前面讨论过。（提炼自录音资料。）

女儿的看法	母亲和父亲的看法
她 8 岁的时候黑暗就降临了。	不是的。她记忆有问题。这是她想象出来的。这是一种"心理上的过失"（mental lapse）。
她在 8 岁到 14 岁期间出现了情绪障碍。	她没有。
她 15 岁时开始手淫。	她没有。
她现在手淫。	她没有。
她对父母有性方面的想法。	她没有。
她担心考试。	她从来不担心考试，因为她总能通过考试，所以她没有必要担心。她太聪明，学习太努力。再说，她不可能担心的，因为他们早就知道了这一点。
她父母试图阻止她读书。	胡说八道：**而且**，他们不得不把她从书本里拽出来。她读得太多了。

23

续前表

女儿的看法	母亲和父亲的看法
她父母试图通过某些方式影响她。	胡说八道：**而且**，他们试图通过祈祷、心电感应、思维控制来影响她。
她不确定他们是否能读懂她的心思。	他们认为他们比她自己更了解她的想法。
她不确定自己是否能读懂他们的心思。	他们认为她具有心电感应等能力。
她能清楚记得自己对母亲的"攻击"，但无法解释这件事。	她不记得这件事。
她要对这件事负责。	她不用对这件事负责。她生病了。"她说她能记住这件事，她说她要对这件事负责"是她疾病的一部分。
她因为这件事而被送走，她母亲要对此负责。	事实不是这样。当医生开车把她和她母亲两个带走时，她母亲甚至都不知道是要把她送进医院。
她父母说他们希望她康复，但其实他们不希望她康复。	她是因为生病了才说出这样的话。
康复相当于：理解她攻击母亲的原因；能够自信地运用她自己的头脑。	她什么都不理解。她这么做是因为她生病了。
如果不允许你自己去做一些事情，事情就会变得不真实。	玛雅自从生病以来就变得更加难以相处了，也就是说： （1）她想自己去做一些事情而不先询问或告诉他们。 （2）他们说什么她都不信。对于任何事情，她都试图自己做决定。
她总是不能确定自己的情感是想象出来的，还是她真的有这样的情感。	（3）即使在童年时期，她也试图记住一些事情。而如果记不住，她就会想象发生了什么。
她不知道自己为什么会做噩梦。	她应该忘了这些梦。 "我认为梦不是属于我的任何部分。它们只是发生在我身上的事情。"（母亲）

24

25

2号家庭：布莱尔一家

与阿伯特家不同，在本项研究开始之前，人们就认定布莱尔家为他们的女儿露西（Lucie）提供了不利的环境。不过，在照顾了她十二年的众多精神科医生中，没有哪个说过她"患"的"精神分裂症"无论如何都是可以理解的。他们认为，38岁的露西"患有慢性精神分裂症"（chronic schizophrenia），不幸的是，她的家人加重了她的病情。

≫ 临床视角

在我们的研究开始前十二年，露西第一次被送进精神病院。在接下来的十年，她一直被关在精神病院里。此后，她和父母一起生活，在此期间，她一直努力维持门诊状态，但六个月后，这些努力宣告失败。

医院的记录让我们看到了多年以来常见的凄惨报告，这些报告描述了慢性精神分裂症患者的典型情况。

她情感平淡。她有幻听、牵涉观念和受控观念，还出现了各种迫害妄想。她说她被折磨得支离破碎了：觉得有人把一些不愉快的性观念植入了她的脑子里。她备受一些模糊不清的想法的折磨。一些宗教主题也会让她苦思冥想：迷惑、困惑于生命的意义。研究开始时，医生认为她在所有这些方面都没有好转，而且还更加冲动了。据说，她正遭受性控制能力下降的痛苦，她曾有过一次流产经历，已失去生育能力。她从未结婚，但在战争期间收养过一个女婴。

我们将从社会现象学的视角描述这个家庭，而不对我们的资料强作临床上的分类。不过，我们的意图仍然集中于根据家庭系统及其实践、过程，使这个人的"精神分裂症"变得可以理解。

≫ 研究结构

访谈对象	次数
女儿	5
母亲和女儿	13
母亲、父亲和女儿	1
	19（合计）

这表示我们对这个家庭进行了 20 个小时的访谈，其中 19 个小时进行了录音。

≫ 家庭状况

（一）

自 20 世纪初以来，布莱尔家里面的时间好像一直是静止不变的。前面的花园里长满了花草树木。里面又闷又黑。客厅和前厅里堆满了维多利亚时代和爱德华时代的小古董。

布莱尔先生虽已 68 岁，且因风湿性关节炎致残，但他显然仍是这栋房子的主人。四十年前，他娶了布莱尔夫人，当时她 24 岁，他们生了两个女儿——露西和比她小四岁的玛米（Mamie）——玛米在露西入院后不久就去世了。

他们结婚之后有一段时间跟布莱尔夫人的父母住在一起。然后，他们搬回了他们现在住的房子里，这栋房子是布莱尔先生母亲的。布莱尔先生的母亲和他年幼的妹妹住在这栋房子里，而他的妻子几乎成了他们的仆人。露西19岁的时候，他的妹妹去世，露西25岁时，他母亲去世。这栋房子至今仍保存得跟布莱尔先生小时候一模一样。

布莱尔先生是家里的老二，上面有一个哥哥，下面有一个妹妹。布莱尔夫人描述了布莱尔先生和他的母亲、他的妹妹以及他的嫂子之间奇怪的模糊关系——她们会非常专横地对待他，他反过来也会暴虐她们。但全家人似乎都很奇怪。布莱尔夫人当着露西的面对她早年婚姻生活的描述，无论根据哪种标准看都非同寻常。她在第一次世界大战中曾是一名军火工人，但战争结束后，她没有钱，她父母也养活不了她。布莱尔先生的父母的处境也是如此。他们想让他离开家

> ……因为我嫂子当时怀了第一个孩子，他们需要一间额外的房间。他们想让我快点结婚。我说："好吧，但我不想在有足够的钱之前辞职。"他们说："钱不成问题。"他们骗我在我还没有给自己弄一个窝之前就结了婚。所以，我不得不跟我的父母住在一起。这正合他们的意，因为他们可能会因为所有的错误而受到谴责。我还没有准备好做个丈夫。他们只想让我做孩子们的保姆。我内心深处隐藏了一些东西。我的问题是自负。全家人都是如此。

相反，布莱尔夫人对她自己的家庭的描述就比较理想化了。据她所说，她有一个"非常善良、开朗的父亲""一个贤良、和蔼的母亲"，还有一个"优秀的"哥哥，他们跟她的丈夫及其妹妹不一样，他们对孩子很好，家里的一切都充满了爱。

不过，她父亲的开朗常常表现为对她跟他说的话一笑置之；她母亲的贤良包括劝她不要试图离开丈夫，因为困难实在太大了。而她的哥哥在精神病院待了四十年。

布莱尔夫人有一个又一个关于她丈夫及其家人的故事要讲。她所讲的一切都非常枯燥、单调，以至于听的人都麻痹了，从而认识不到

她讲述的内容是多么不同寻常。

他哥哥的妻子说我说他的母亲很坏。他们把我带到了那里。那个老家伙，他的父亲，他不能走路，他只能坐在椅子上。他对我说："他们说你说我的坏话，阿米莉娅（Amelia）。"这个嫂子说我说了很多我并没有说过的话。她说她一直在楼梯平台上听着。我没有看到她在那儿。所以我说："我再也不来这里了。"所以，我回家把这件事告诉了他们，他们说："真遗憾。他在那附近找了份工作。你到底要做什么？"后来有一天，嫂子在街上碰到了我，她想跟我重归于好。她说我们一直是好朋友。所以，我不得不停止争吵。我从没说过任何他母亲的坏话。我只是说我想把孩子们带离那里。我不喜欢孩子们受她的影响。他们考虑不周到。我的时间在他们看来无关紧要。他们过去总是让我抱着孩子站在边上。他们准备作伪证。

战争期间，我被一辆车撞了。我被送进了医院，医生怀疑是骨折。布莱尔先生进来的时候说，病历上写着我的情况是喝酒所致。我被转到了另一家医院，我丈夫带着我母亲和我嫂子一起到了医院。我丈夫和阿格尼丝姨妈（Aunt Agnes，我嫂子）进来的时候戴着很高的帽子。他们闲聊着，并告诉母亲我是从酒吧出来后被撞倒的。几年后，我才意识到，一定是有人强迫我喝酒，强迫我清醒过来。很多人都不愿意跟我说话。我的一个朋友说："为什么不把事情搞清楚呢？"我说："我不介意。如果有人认为我喝醉了，我不在乎。"这只是让你看到，你是不是还没有完全清醒——我丈夫说我不谙世事。

在那个节骨眼上，露西正怀着孩子。如果我没有发生这次事故，我便可以给她更多的帮助。我本可以更加为所欲为。就是这个嫂子收留了她六个星期。她父亲连听有人说让她回家都不愿意。我想让她回家。

她母亲表现出的这种单调性极其重要，因为这是她母亲判断露西在表现出任何活力或兴奋、音调或音量有任何提高时是否患有障碍的衡量标准。

据布莱尔夫人说，她丈夫曾遭受他母亲和哥哥的暴力。后来，他采取了一种极端的过度保护态度，先是对他妹妹，后来对他的妻子和女儿，与此同时，他还表现出了对她们以及他母亲的怨恨行为。

在战争中，当屋顶被炸掉时，他母亲摔倒了，他踢了她一脚。我跟其他人说了这件事。他们说："只是紧张所致。"他病得很重，他在家里一直生活在压力之下。现在，他变得非常神经质。在他想跟你说话之前，你不能说话。他对露西很严厉。他不会无缘无故地发脾气。有一次，他猛地敲了她一下，第二天，她背上就可怕地红了一片。我母亲当时不在现场。没有目击者。有人说，对于这件事情，我应该做点什么。

他对那个女孩（布莱尔先生的妹妹）非常大惊小怪，比我母亲还要过分……我想，如果真有这种事的话，这个女孩受到的管束就像是比我母亲还要早两代的人。我不知道——取决于你读过的小说——有多少人会受到这样对待——荒唐——没有自信——总是遭到怀疑。我不能理解，因为我没有绝对的自由。我紧跟时代的步伐。他们对待女性的态度远远落后于时代。

布莱尔夫人说，她丈夫监视着露西的一举一动，要求她说明在屋外的每一分钟都做了些什么，还告诉她，如果她独自外出，她将被绑架、强奸或谋杀。她十几岁时曾想带一些朋友回家，但她父亲对她的朋友非常冷淡，还奚落她。他（还有他的哥哥、母亲、嫂子、妹妹）常用一些故事来恐吓她，跟她说如果没有家给她的"安全"她将会发生怎样可怕的事情。他认为，采取这样一种"强硬的"方式是为了她好。无论她产生怎样的情感，他都会嘲笑她，阻止她产生任何能够从事某种职业的想法。如果她认为有人喜欢她或者把她当回事，他就会说她自欺欺人，说她太"单纯"，等等。①

现在，虽然布莱尔夫人在布莱尔先生不在场的情况下跟露西这样说他，但**当露西说**同样的话（即使布莱尔先生不在场），她通常却不同意露西的看法，而且，多年以来，他们俩达成了一致意见，即当他在场时，她母亲必须站在他一边。

布莱尔夫人像变色龙一样的变化到后面将会变得更加明显。

她告诉我们，即使她知道自己真实的自我是什么样子，她也一直没有机会自由地谈论自己、自由地展示她真实的自我。她一辈子都被她的父母和亲戚"颠来倒去"地谈论着。因此，她总是避免与任何人谈论她自己或露西。

她这样描述她的早期生活：

> 哦，礼节和其他所有不真实、人为的东西，毫无疑问，女人因为在这方面做得过头了而在思想上受到了很多限制，但现在，情况不同了，她们找不到这样的出口——说三道四的人太多了。而我并不这么认为。当然，很多女性都有权出去工作，而不是眼睛盯着墙壁，等着一个又一个人对她们的生活方式指手画脚——女人的生活在过去就是这个样子——换个等着他人对她们的批评——我看到的就是这个样子。正如我所说，我从来没有真正思考过我是一个什么样的人，因为就像我说的，我经历过很多这样的情况，当然是在我走出校门进入商场的时候，我经常被人谈论——我猜他们会说我是一个爱生气的人，他们常常会走到我面前，对我说——"你就是这个样子""哦，你知道吗，你就是那个样子"之类的话——完全是胡说八道。你可以读一读关于这类事情的文章，但这对我来说并不意味着什么——我认为他们并不知道自己到底在说什么。我的意思是，人与人不同，除了诚实的

---

① 我们再次提醒读者，我们完全理解这些事实所指向的推论，即布莱尔先生与他对露西的无意识乱伦情感的斗争、母亲对露西和丈夫的嫉妒，以及露西自己对父亲的性依恋。

问题外，你不能给任何人贴上某种性格的标签，当然，严肃的性格绝对属于那种类型——这一点毋庸讳言——它确实存在。

而她丈夫的家人：

> 家人？——好吧，我的遭遇和你一样，露西，在他们看来，你所做的每一件事都是错的。他们总是对他人说长道短。他们不知出于什么原因总是感觉自己高他人一等。这就是困扰我的原因所在。那是他们全力去做的事情。他们说，"哦，你在所有家庭中都会遇到这种事"——但这是一门科学。

婚后很长一段时间，她和她丈夫的妹妹闹得不可开交，直到后者去世。她觉得她的小姑子精神上有点不正常。她总是说别人的闲话。她像布莱尔先生一样，过去总是吓唬孩子们，不过她只是引用《圣经》中的可怕事件，说这些事会发生在他们身上。

> 她很古怪。无论她想让他（布莱尔先生）做什么事，他都必须做。他的母亲见证了这一切。她（妹妹）过去常常把他支使得团团转。

她从未结婚。她患有关节炎，跟他们住在一起，整个房子里的人都围着她转，在抚养孩子方面，她甚至比布莱尔夫人更有发言权。布莱尔先生告诉孩子们要照顾好他们的姑妈，而布莱尔夫人则被当成了保姆。她感到非常无助。她甚至不能阻止姑妈成为露西的教母。这个妹妹在她所有的侄子和侄女（也就是说，还包括她另一个哥哥的孩子们）面前是权威。她常常想要离开她的丈夫，但她没有钱，也没有人愿意帮她。她还有孩子需要抚养。没有希望，也没人给她帮助。

现在，她的丈夫基本上是一个病人，她一点都不怕他，当然也不再喜欢他了。

> 我不喜欢他。我不喜欢他对人的态度，尤其是对女人的态度，但我可以解释他为什么会这样——因为他在生活中遇到了很

多的麻烦——很多的无助、很多的病痛，还有很多的疾病。在我们的婚姻生活中，在他的家庭中，只有疾病——谈论的也只有疾病，我想，这在一定程度上让他变成了现在的样子。我不原谅他。我不会原谅他，是因为他的表现——即使你想帮他，他有时候也会犹豫不决，如果他觉得好笑，他就真的会哈哈大笑。当我帮他穿衣服时，他从不会站得好好的。从而让我能容易给他穿上。他知道怎样把领子扣紧一点。你知道的，先把前面弄好，然后再弄后面。他知道我拇指不好，手指也疼。他就是那个样子。我不喜欢那种人，永远都不会喜欢。即使我成了修女，我也应该一点都不喜欢那种人。我忍受不了。我不是说，如果你经历了很多，受了很多苦，失去了很多——你也无法忍受。你可能不得不忍受——或者你在年幼的时候会付之一笑，但你年轻的时候往往非常傻，除非你隶属于一种非常严格的秩序，但你知道的，我不属于。

在这里，我们必须弄清楚什么是证据、什么是推论。显而易见的是，布莱尔夫人目前反复且明确地表达了对她丈夫及其家人的上述看法。

这些看法可能是真的，也可能不是真的。如果不是真的，那么布莱尔夫人可能是精神病患者。如果是真的，那么她的丈夫则可能是精神病患者，或者他们两个人都是。

（二）

露西对自己的全部描述受到了以下两个方面的限制：首先是她所表达问题之重要性或严重性的不确定性，其次是对她所描述的是真实事件还是一切都是她的想象的怀疑。

我不相信我的眼睛所看到的一切。它没有备份。它无法以任

34 何方式得到证实——你知道的，一切都在变化。我想这可能就是我的问题所在。不管我说什么，它都不会原样地再次发生。你知道的，一切都源于想象。它只是中断了、被抛弃了，如此等等，不管是不是因为我知道一些事情的真相，我都无法为之辩护——我觉得我没有真正理解我自己的处境——我能做些什么？我怎样才能重新站起来？我什么都不确定。我不确定人们在说什么，也不确定他们是否真的说了些什么。如果真有什么问题的话，我也不知道问题到底出在哪里。

除了其他障碍之外，这还为精神科医生提供了一个"诊断""思维障碍"（thought-disorder）的机会。这种思维障碍表现为露西试图描述那些模棱两可的事件，她有时无法清晰地对这些事件进行概念化，而且，她常常没有恰当的词汇来描述这些事件。我们很难指望她能够对这些事件进行概念化，因为这些事件目前无论是以科学语言，还是以朴素心理学（naïve psychology）的俗语都还没有恰当地概念化。撰写本书的目的之一就是澄清这样的实践和过程。她试图描述的这些事件的结构本质上对任何人来说都难以理解，且难以充分描述，因为这些事件模糊不清，而且，她试图理解和记住的正是那些她觉得（在我们看来，这可能是正确的）她因为感知到了因而一直受到惩罚的事情。

因此，正如一份精神病报告中所描述的，"她常常漫无目的地瞎掰胡扯，难以直截了当地说出重点"。她经常说着、说着就收回自己说过的话，或者是以一种让人不太确定她是什么意思的方式对自己说过的话加以限定。

露西：嗯，这件事看起来好像太模糊了——里面似乎什么都没有。我想——我至今都不确定自己在生活中到底想要什么，这*35* 就是事实，我无法像自己想要的那样表达自己的想法——我好像只是一片空白。

访谈者：就像你说的，就像人们说的事实那样，这种感觉——是他们说你的坏话吗？或者那是一种什么样的感觉？

露西：不是，什么都不是，它是，呃——我现在不知道该用什么词来形容了——我以前能用词语来描述的，但现在好像什么都想不起来了——试图找一个你怎么都想不起来的词是没有用的。

不过，虽然她不相信自己的理解力，但她对父母、她自己以及他们紧密的亲戚关系有着各种各样的看法。在大多数情况下，我们的研究证实了露西的观察。她的父母之所以坚持要把她送进精神病院，部分原因正是她敢于发表这些看法。

下面，我们先来看一下露西和她母亲对她父亲的看法。

露西：我父亲刚结婚时，他们想让他搬出房子。他想让我经历他曾经历过的一切。他想让他的母亲在她奄奄一息的时候经历他小时候经历过的事情。她有点古怪。他对每一个人都心怀怨恨并试图报复，尤其是他的亲人。先是他母亲，然后是他妹妹，再然后是他哥哥。现在是我、他大舅子和他的岳母。他把他们全都推开了，全部都推开了。

她觉得，他总是禁止她自己去看、自己去思考。她自己所有的表现都完全被他忽略了，还遭到了他的蔑视和嘲笑。她的朋友受到了冷落。她现在认识到，她的母亲"处境艰难"。她不能公开地站在女儿一边，因为她自己也在同一条船上。

但露西当时并不知道。小时候，她曾试图摆脱父亲无孔不入的影响，并从母亲那里得到一些支持。 *36*

露西：小的时候，我认为母亲是权威，她什么都知道。我只是自然而然地认为她是我父亲和一般人的权威。我想我可以把我的想法建立在她所说的话的基础之上。我从未意识到她也可能会犯错。我应该有我自己的看法，这样将会好很多，而不是一直依赖于别人的观点。依赖于别人而没有自己的主见——恐怕这才是我真正的问题所在。

但她母亲只能根据她自己所知道的情况给她建议。她女儿正为获得自主性、自信而奋斗，正努力成为一个真正的人，但布莱尔夫人在很多年前就已经放弃了（如果她曾领会这意味着什么的话）。

母亲： 我把时间都花在让生活变得轻松一点上了。至于人际关系，这些都不在我的考虑范围之内。否则我就会忘记这个人想要这个、那个人想要那个。人一辈子的时间有限，如果你是那种不幸的人，不得不去照顾那些无法自力更生的人，那么就没有太多的时间在那里分析来分析去。至于人际关系，我根本就想不起来。最好不要有什么人际关系。

露西和妹妹的关系非常密切，十年前她失去了这个妹妹，这似乎加剧了她的绝望感。

露西： 我至今依然会不自觉地想我的妹妹。大约十年前，我失去了我的妹妹，我总是下意识地想，即使到了现在，我也一定在以一种我自己都不能真正意识到的下意识方式感受着悲伤。我一定感到非常孤独，但却不知道为什么会这样。她已经结婚了，但这也让她稍微远离了家庭圈子。事实上，她住得离我们很远。她去世的时候，你知道的，我正住院，因此我对这件事知道得不多。你必须真正地意识到你的孤独，而不是让自己因此而感到震惊。

露西免不了会看到，其他人都觉得她的家人很怪异。

露西： 难道你不认为在我们很小的时候，这种麻烦就开始了，它显现了出来，其他人都意识到了，并且也是这么说的吗？

母亲： 哦，我认为这些人太无知了。别忘了你出生在一个无知的年代。

露西： 但即使是在早先的时候，其他聪明的人也注意到家庭关系有点不对劲，并且也是这么说的。即使在我还是孩子的时候，我也记得你不得不听陌生人、朋友的话以及他们的各种评论。我是在无意之中听到这种事情的。我觉得我母亲不得不勇敢面对其他说出真相的人是一种侮辱。我觉得很痛心，他们应该看到事情的真相。孩子们生活的环境极为恶劣。我认为应该以某种方式改变这种状况。这样的家庭状况让我非常愤怒。我很小的时候就意识到了我们成长的氛围。这种氛围可以往回追溯。

她无法完全否认自己对家中矛盾的看法。

他们向我宣扬上帝以及我们应该如何对待我们的生活；但没有人相信。只有孩子才会相信。我相信，我和我的生活有某种特别的联系。每个人都有。我知道，我们所有人都注定要在生活中有所作为。从来没有人向我解释过这一点。我不得不得出我自己的结论，而且，这些结论也非常模糊。我从来没有跟任何人谈过这个问题，因为这是一个需要冥思苦想的主题，大多数人对这个主题不感兴趣。他们发现了一些关于其自身的不愉快的事情。你是第一个跟我谈论这个主题的人。

不过，她很难与家庭以外的其他人建立任何直接的关系。她看待他们的方式、她认为他们看待她的方式以及她看待自己的方式，都同样是她父亲在她母亲的支持下促成的。

父亲更是如此。"哦，你不能出去，你知道的，也许有人会绑架你"，如此等等。他更有可能给我留下这样的印象——相比于你自己，他更可能给我留下这样的印象。你一直都是那种喜欢看到人们自力更生、对自己充满信心的人。我想这就是我依赖于母亲的原因，因为她至今——她一直以来试图让我相信自己。但我觉得她不是那个真的能让我相信自己的合适的人……

但这是我父亲对我的担忧，他想知道我是被人绑架了，还是发生了什么可怕的事情。这是我自己的错。他对我一点信心都没有。我总是被某个狡猾、奸诈的坏人牵着走。这样的事情，你看，他总是这样。他把这样一些东西放进我的脑子里，放进我的潜意识里，即，我不可信，我一直都是这样——你知道的——大坏狼会来找我——世界上到处都是大坏狼——他以某种方式把这些东西灌进了我的脑子里、我的潜意识里。有时候，这种想法似乎一直都出现在意识领域——世界上到处都是大坏狼。

39 因此，她的身份具有如下结构。

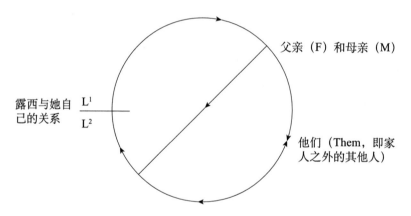

L¹ 到 L² 之间没有直接的通路（如果 L¹→L² 代表了一种她对自己的直接看法的话），除非绕路而行，从 L¹→F，再从 M→L²，或者从 L¹→F，再从 M→Them→L²。

也就是说，她难以认识她自己，除非以她父亲或母亲看待她的方式来看待自己，或者以她父亲或母亲告诉她的"他们"看待她的方式来看待自己。

她至今依然不能完全切断这条环路。当她试图直接认识她自己或"他们"，或者想弄清楚"他们"如何看待她时，她会继续听她父亲对她说的话，以及他当着我们的面继续对她说的话。她听到的要么是她父亲对她的看法（说她是一个荡妇、妓女），要么是他对她说的"他们"对她的看法。

她是这样说她父亲和"他们"的：

> 我父亲对我的教育和对我的一切总是很挑剔。他总是让我觉得我不太聪明，难以在这个世界上生活下去。他总是说我应该被"踩在脚下"。我做任何事情都会让他紧张不安。我说我什么都做不了，我当然相信他的话。他不相信妇女解放。他认为女人不应该自己养活自己。

40

> 他跟我说话的样子总是好像每个人都会像他一样地对待我。他说："你会发现所有人对待你的方式都是一样的。"那就是我对待生活的态度。我脑子里总是会想起这些。他说的关于我的话和对我说的话一直在重复。"其他人都会这么做的"——当然，我预期他们会一直对我说这些。我不是说你，医生，我说的是那些真想让我沮丧难过的人——只是为了逗乐。我不知道他们对我有什么不满，但我觉得我为这么多人提供了乐子。

> 他宁愿把我送到某个地方，并忘了我。仅此而已，他也会不时地想起我，然后送我几朵玫瑰花以及诸如此类的东西——"我可怜的一直生病的女儿"。

> 我觉得我不属于这个家庭。有某种——东西将它完全割裂了开来——我自己的家、我的父亲——你看，我离他们是如此之远。几年前，我确实试图重新开始生活，并真的着手这么做了；但事实上，我又遇到了麻烦。这些信息进入了我的脑海里，怪异的词进入了我的脑海里。

但尽管如此，她还是向其他人伸出了手。

> 我试着尊重他人，因为他们应该受到尊重。我通常能在病人

中找到一两个好朋友。我尊重他们，他们也尊重我。

41　　我们看到，布莱尔夫人通过屈从的方式解决了她的困难处境。露西并没有完全这么做。在她放弃的时候，她预计会遭受"情感贫乏"的折磨，而当她没有放弃的时候，她会被描述为"很冲动"。

　　……我想我内心里有一种反抗的精神，我必须以某种方式做出反击，你知道的，一直以来，我都说我的亲戚们看错了，你知道的。

　　我非常敏感，很容易因为一些事情而感到不安。非常敏感——我不知道为什么，为什么我会那样，或者，这或许是我天生的性格。我真的说不清楚。因为我一直在飞，你看，我一直在努力地试图保护自己，但我却觉得自己经常被人误解。别人认为我是在发脾气什么的，但你知道的，我只是一直试图保护自己免遭攻击。

我们看到，她无法找到有权证实或确认自己观点的重要人物，这让她对自己经验的结构产生了怀疑，更让她灰心丧气。

　　我觉得自己被忽视了，或者完全被遗忘了。我一辈子都是这样，大家完全忽略了我。

她说，她之所以不相信自己的经验，是因为她意志薄弱，她无法评价别人的言行，甚至不能确定他们在说什么。不过，即使她认为别人错了，她也倾向于相信别人跟她说的话。她称之为意志薄弱（weakness of will）。她有时候觉得这可能是因为缺乏确认，但她也不确定自己的经验是否得到了确认，因为他们的说法事实上跟她父母
42　一直以来告诉她的一样都是不正确的。她非常困惑，而在她能确定的为数不多的事情中，有一件就是，她是一个意志薄弱的人。

　　你知道的，如果他们在有关事情的重要性方面更接近事实，我是愿意让步的。我愿意让步，但我不是那种能真正坚持我认为

正确的事情的人。我太胆小了——我之所以会让步，是因为他们比我更坚强，你看，我觉得我自己是如此缺乏意志力——一种意志薄弱的态度。我觉得自己一直在忙着——好吧，我觉得自己被控制了——不是被哪个特定的人控制了，而是我周围的所有人，我接触过的、与我有任何关系的、对我有任何兴趣的每一个人。我想知道这是不是我意志薄弱的原因——周围的人都不允许我表达自己的观点。我的观点——我的观点一直都没有人听。我就不应该有自己的观点，因为，你知道的，我的观点一定是不正确的。我认为，没有人尊重我的想法。我想，也许——也许我的观点没有你说的那么可靠，也许我的观点在任何方面都不可靠。我觉得我必须接受我不可靠的事实——我觉得我必须接受每个人对我说的话。其他人说的话似乎都是对的，而我一直都是错的，我不知道这是为什么。

……我对自己失去了某种信心，自然而然地——我得不到支持，在任何我想做的事情上都得不到支持。我觉得有点崩溃，进入了一种有点垮塌的状态。一点骨气都没有。

（三）

布莱尔先生似乎已经很清楚地表达了他对露西的要求，他也向我们清楚地表达了这一点，而丝毫没有流露出他的期望是不同寻常的。

首先，他认为，露西 16 岁时不应该拒绝继续演奏大提琴。他过去是拉小提琴的，当露西不再演奏，他就觉得他们两个人之间的联系已经断了。露西说，当她意识到他不希望她跟除了他以外的任何人一起演奏时，她就拒绝继续演奏了。她想成为一名职业音乐家。在布莱尔先生看来，今天的女性已经有了独立的想法。他要把他的女儿培养成一名淑女。家里总有她的一席之位。他大大地挥了挥手臂，说他不反对她离开这所房子。她随时可以去当地的商店。当然，晚上一个人出去就是另外一回事了。他对我们说，那有被绑架或强奸的危险。他绝对不赞成她一个人进电影院，并且觉得她去看戏是很成问题的。

战争期间，露西被征召入伍，并在三个月之后怀了孕。在她怀孕后，布莱尔先生让她一年内不要出现在家里，并且禁止任何人提及这件事或提到她的孩子。他还禁止他的妻子去看这个孩子。

不过，在这段时间里，露西并没有觉得更加自由。原先的情况似乎已足以内化，从而使她在家庭之外的外部世界中无法利用相对缺乏限制的状况。

她父亲认为，这片区域（一个中产阶级的市郊区域）日夜都有一帮一帮的打劫青年出没。他觉得一个女人独自出门，不管走多远的距离都是不安全的，尤其是晚上，更加不安全。

很明显，布莱尔先生并不觉得他对妻子和女儿的关注有些过度，而且我们也很清楚他希望女儿成为什么样的人——一个纯洁、贞洁、贤淑的老处女。他之所以偶尔对她施加身体暴力和经常施加言语暴力，乃是因为他认为她是一个水性杨花的人。

家庭之外的**其他人**（others）、布莱尔关注的"他们"（Them），对他来说都是一样的。谁都不可信。他们都是男人。他的女儿因她的性行为而背叛了他。她也不可信，她"并不比他们好"，如此等等。

尽管布莱尔夫人有时会说这些都是闲谈瞎扯，但她自己在某种程度上也赞同她丈夫的观点，而且，由于她没有真的这么做，她宁愿专注于幻想系统（fantasy-system）的不同方面，而不是驳斥这样的观点。她对世界的看法同样也是幻想出来的，但她幻想出来的"其他人"都是女性。她生活在一个充满丑闻和流言蜚语的世界里。每个人都知道别人的事，或者都想知道别人的事。同样，"他们"也全部都是一样的。最好不要跟其他人来往，绝不要把"你的事情"告诉任何人。她多年以前交往的任何真正的朋友都曾遭到布莱尔先生的"怠慢"。现在，她只去看望年迈的母亲和跟母亲住在一起的妹妹。她几乎不和别人说话。

在这样的背景之下，露西与男性、女性都断绝了联系，因为她无法将通常的友好（ordinary friendliness）与即将发生的强暴（imminent rape）或者她母亲所说的"暧昧"（familiarity）区分开来。她从小接受的教导就是不要相信任何人；千万不要相信有哪句话是"单纯的"，也不要相信哪句话只有表面的意思而没有隐含的"意味"（mean）。虽然她在一定程度上纠正了父母总是赋予一些无关紧要的话以重要意义的倾向，但她对于什么合理、什么不合理依然感到困惑。

她试图弄清楚自己的生活是什么样子的，它是否有任何的意义。她发现，她在跟许多只说表面话的人在一起时会表现得很笨拙迟缓。她从来都不确定他们是故意说些表面的话，还是他们真的不知道那些他们似乎否定了的东西。不过，在和任何一个她能与之真诚交谈的人在一起时，她无论如何都不会表现得"沉默寡言""不合群"或"自闭孤僻"。

她回避了一些她不得不利用虚假自我来维持一种空洞的结合（an empty collusion）从而顺从别人表面上的喋喋不休的场合。她觉得，认真严肃的讨论给了她的真实自我一个挣扎着浮出表面的机会；但人们似乎很害怕她在这方面进行到一半时遇到她。他们似乎对她心存疑虑。他们希望她健谈、快乐。他们似乎是要求她必须做到这样。如果她不顺从，她就会觉得他们把她当成了一个不合群的人。而当她顺从于他们的社交性（sociability），她就会觉得自己意志薄弱、效率低下。她渴望交到一个与之在一起时可以保持沉默的朋友。

45

（四）

接下来，我们必须更为仔细地审视一下布莱尔夫人与她的丈夫、女儿之间的关系。

她害怕"惹恼"她的丈夫，而露西害怕与母亲"不合拍"。但对她来说，与母亲保持一致是一件非常困难的事情，从某种程度上说，甚至比与父亲保持一致还要困难。

当我们看到布莱尔先生时，他显然生活在一个与世隔绝的世界里，如果他、他妻子、他女儿的话可信的话，那他从结婚后就一直把自己的观点强加给布莱尔夫人，从露西和她妹妹出生后他就一直把自己的观点强加给女儿们。对他们任何一个来说，这一点都没有争议，这是我们不得不得出的结论。这使布莱尔夫人陷入了一种毫无准备的境地。

露西害怕被父亲撕成碎片，但同时也害怕失去自己和母亲之间的"联系"。她觉得，如果她同时失去了自己的父亲和母亲，那么她就活不下去了。因此，她努力地想与母亲"保持一致"。这很难做到。

访谈者：布莱尔小姐，当我说你母亲似乎在保护你的父亲，你同意了我的看法。你也有这种印象吗？

露西：嗯，我觉得她处境艰难，而且，你知道的，我觉得自己很难想到任何真正确定的事情。一切都有点模糊。

她无法鼓起勇气把母亲的不同态度和她自己对母亲不断变化之态度的不同反应联系到一起，之所以如此，一部分是因为她同情母亲，还有一部分是因为她害怕断绝和母亲的关系。

因此，一方面，她试图同情母亲：

母亲不应承担任何的责任。她无论如何都不能站在我这边。这违背了父亲的意愿。

然而，另一方面，她又不能完全压制她的指责。

她很为自己着想，但对我却丝毫不在意。你（母亲）说我碰到**我的**父母，是我运气不好。

（母亲）什么事情都不能确定，什么都不能。一切都只是随波逐流。这让我对自己很不确定，以至于——让我觉得这是一种忽视。

在这一点上，这对母女之间发生的事情非常复杂且难以理解。

露西和她母亲都赞同一点，那就是：布莱尔夫人有两种立场，这取决于她的丈夫是否在场。在她丈夫不在场的情况下，她会主动把"责任"归咎于她的丈夫和他的家人，而当丈夫在场而露西站在她一边时，她却常常收回自己的说法，甚至是站在她丈夫一边，反对她自己之前说过的话。

母亲：她从小就处境不利。家里一直有一种倾向，那就是对其他成员评价过高而总是贬低她。我不知道为什么会这样。这听起来似乎很荒谬，但它就是事实，很多人都这样评论过。我认为他们在某些方面非常不明智——有一定程度的嫉妒，虽然小时候没有这样的麻烦。她很喜欢观察，而不太坚持自己的观点——非常受老年人喜欢。我觉得这个家里充满了嫉妒，而我们不得不经常跟家人待在一起，因为家里有一个生病的祖父，我们不得不在那里过周末。我觉得那样有点过分。她也并不总是受人控制。当她有一个妹妹时，她已经够幸福了。我的意思是，那种事（that sort of thing，让人觉得奇怪的轻描淡写的话）没什么大不了的。谁都没有注意到这一点，但我想它早晚会表现出来。她没有机会带朋友回家。他们总会受到冷落。布莱尔先生会冷落任何一个人，冷落每一个人。他觉得他们都不好。他现在还会这么做。我也不带朋友回家，否则他们会受到冷落。

我在看她以前辞职时寄来的几封信。"有人极力推荐布莱尔小姐，但她还是自愿离开了。"总是"她自愿离开"。我想，那是因为布莱尔先生总是说："哦，不，那份工作不够好。你应该做些更好的工作。"你看，一直都是批评。这就是她只换工作而不是继续做一些不同的工作的原因。

她父亲是那种想让你做些事情但同时又很害怕你做事情的人。他很矛盾。他对女人的态度非常矛盾。他不喜欢男人养女

47

人，但同时也不喜欢女人自己养活自己。

不过，她似乎觉得，露西还是个孩子，也应该能够看透她的父亲，以避免对这一切感到"激动""愤怒"或"兴奋"。

露西不确定她所遭遇的一切麻烦是否都是她自己的错。

露西：是的，对的——我觉得有人应该受到指责，但是——所以，我就指责我自己。

访谈者：有人应该受到指责？

露西：有人应该受到指责，而如果我找不到任何人可以指责，我就会指责我自己。

访谈者：你觉得这个应该受到指责的人是谁？

露西：嗯，我可能觉得应该受到指责的人是母亲，但我很担心。我觉得她会因此而受到太大伤害，或者她会给我——给我一个很好的隐藏之所。

母亲：我想，当时的情形是对你有很多不公平的批评和蔑视，嗯，现在你认为你应该认识到其中的不公平。

露西：当时——

母亲：这就是你为什么指责你自己的原因——

露西：我只是顺其自然。我只是让它过去——你知道的——从来都没有任何解决的办法——

母亲：这还不够强烈——因为这真的不公平——我的意思是，一个孩子会觉得这是一堆废话。

访谈者：你说一个孩子会觉得这是一堆废话？

母亲：嗯——现在的孩子会。

访谈者：我想知道布莱尔小姐为什么没这样觉得？

母亲：嗯，我想是因为她从小受到的教导都是把自己放在后面——

露西：是的，我想把自己放在幕后。我在某种程度上压抑了自己，真的压抑了我自己——就像是熄灭了我的蜡烛——真的是一件可怕的事情，因为如果我说了什么，我就会害怕受到影响之类的，你知道我说的是什么意思吗？

母亲：嗯，知道。

在这一段及其他段落中，布莱尔夫人都没有明确地说"麻烦"从某种意义上说是露西的错，因为她本应该能够看透这些胡言乱语，因此，她的自责从某种意义上说是合理的，因为她没有完全这么做。

不过，布莱尔夫人有时候似乎支持露西，赞同并强化了她认为自己没有机会的观点。

我认为——呃——我认为这是事实。她说得很对。为了让她气馁，我做了很多事情。其中有很多是通过她天生紧张的父亲做的。他跟他妹妹之间也存在同样的问题。他不得不一直照顾她，就像回到了维多利亚时代一样。

但这种支持却奇怪地模棱两可。她告诉她，她不应该"浪费时间"思考这些东西，她应该想"一些更有趣的事情"。

嗯，我不知道有人怀疑她所做的一切。她有点喜欢听那个古怪女孩的话。我确实认为露西可能太过关注那个古怪女人轻描淡写的话了，但我又想，情况一直都是如此，她父亲在家就指出过这些事情。他母亲曾让他经历过同样的事情。如果他和她不喜欢的任何人有任何关系，他就会为此付出代价。这只是家庭的准则。

她常常以一种安慰（reassurance）的形式"支持"露西，这种安慰意味着她对露西一再声称她自己意志薄弱、优柔寡断、犹豫不决、总是怀疑自己对人的看法是否可靠等说法漠不关心。布莱尔夫人说，她认为她是稳定的、诚实的、准确的。

母亲：从露西的本性和严肃性方面看，我一直认为她足够稳定、诚实和准确，因此没有必要太过关注"光明"（light）的一面——如果你不是那种混合了很多光明特质的性格的话——能相当轻松地思考、交谈。如果你天生严肃、比别人更加勤奋且喜欢生活中更深层次的主题——这样的主题有很多，我认为，露西就是那样的人，如果你是那种类型的人，你为什么要担心自己，或者对一句不值得带有情感地思考的话那么当真呢？我的意思是说，我真的不明白——为什么要生气——但是，你为什么太过在意那些轻松的交谈呢，除了有时候要在意一些对事情产生肤浅兴趣的人之外？

当母亲说这样的话的时候，露西是刚跳出油锅却掉进了火坑。她母亲的世界和她父亲的世界一样封闭。这两个世界相互重叠、彼此矛盾又相互强化。她在父亲和母亲的世界里都几乎站不住脚。她没有充实自己的世界（这是禁止她做的事情），她只拥有她母亲异乎寻常的现实感来对抗她父亲的。流言蜚语、爱管闲事、暧昧不清、性暗示、厚颜无耻——从临床上看，这是一个典型的偏执狂世界，是布莱尔夫人的世界，同样也是她丈夫的世界。布莱尔先生和布莱尔夫人之间的主要区别似乎是，她不想像她丈夫那样控制和占有露西。如果从分析的角度来对他们进行解释，就会发现他们俩都心怀嫉妒：布莱尔先生不能容忍露西与家人以外的人有关系；而布莱尔夫人不希望露西在家，因为她无法忍受露西和她丈夫之间的亲密关系。

布莱尔夫人说："人总是会遇到这种情况，但人必须坚强——不要被它拖累，忘了它。人必须保持愉悦、忙碌，才能与之对抗。"布莱尔夫人把自己的生活描绘成一场对抗多种力量的持续战争，她的丈夫只是其中的一种。

虽然她通常情况下都认可露西的迫害性幻想，但她对于我们所认为的露西的最理智时刻却尤其反复不定。

她证实了露西的受迫害者地位，但却告诉她，如果她因此而生气，那她就是一个疯子或坏人。她应该忘了这件事，而不应该"上当受骗"。她把自己的解决办法教给了露西。布莱尔夫人认为她自己遭受了丈夫长达四十年的迫害，但她一直没能离开，因为外面的"他们"和世界具有同样的迫害性，甚至迫害性更大。唯一的解决办法是接受自己处于受迫害者地位的无助状态。别无他法。不管是对她自己还是对露西来说，都得不到任何帮助，也看不到希望。露西所能做的就是意识到这一点，并停止这场毫无胜算的战争。

露西努力地与迫害她的人做斗争，或者努力地不把自己看成受迫害者，这些努力在布莱尔先生和布莱尔夫人看来充其量只是愚蠢的表现，但更多时候被他们看作疯狂和邪恶的象征。

（五）

露西的父母都没有从他们与父母的关系中出来，成为一个拥有自身权利的人。他们两人一生都无望地沉浸在没有意识到的幻想之中。尽管露西多次声明，她在某种程度上已经意识到了事态的发展，但布莱尔先生和布莱尔夫人的讲话表明他们丝毫没有认识到他们的经验和行为的形态是虚幻的。

如果一种看法没有得到另一个人的证实，那我们所有人都会产生一种怀疑的倾向。我们可能会说："我不知道这是不是我的想象。"我们关于这个家庭的论点是：当我们把露西放到她生活的环境中看待时，她不得不说的话和她说话的方式就完全可以理解了。

当然，我们必须认识到，这种被她内化的情况在内化和再投射的过程中会进一步折射出来：她会根据最初的家庭经验来看待整个世界。也就是说，她对这个世界的经验依然类似于她在家人的影响之下获知的社会现实。

在这样的状况之下，她能做些什么呢？在我们的研究刚开始的时候，露西问了这样一个问题：

露西：……似乎没有任何的解决办法——它不会让你有任

何——呃——任何有希望的改变——你无法做出任何有希望的改变，对吧？一切似乎都没有了希望。它就像是一盘棋，而你完全被逼到了绝路。

母亲：是的，好吧，问题是，如果你想——如果——如果——如果有机会有人可以帮你——让那些连自己都已经被逼到死角的人来帮你总不太好，是不是，这就是重点……

3 号家庭：丘奇一家

>> 临床视角

克莱尔（Claire），36 岁，在我们开始对她家人的研究时，她在过去的六年中已经住院了五年的时间。她是一个偏执型精神分裂症患者，接受过胰岛素和许多次的电击治疗。她出现了幻觉，并表现出了思维障碍和情感贫乏的症状。

似乎每个人（包括她的父母和精神科医生）都认为，在我们的研究开始至少五年之前，也就是说，至少从她的"疾病""发作"开始，克莱尔就已经缺失了对父母及其他人的正常情感。有人采用描述这种人的典型方式，说她缺乏温暖、与人疏远、难以相处。当她大发雷霆时，她会摔碎茶杯；当她要求父亲不要亲吻她，而父亲仍试图亲吻她时，她曾威胁说要打他。大家都说她"很冲动"。

她的妄想之一是，她觉得自己体内有一颗原子弹。她通常情况下都是一副无精打采的样子：看起来似乎很"空洞"（孤独症患者）。有时候，她的空洞似乎充满了寻求随机释放的暴力能量。她受到了牵涉 观念和迫害观念的影响，有时候，她的爆发针对的是折磨她的（通常是未知的）那个人或那些人（这个人或这些人说她是妓女，把她切成小块，毫不留情地折磨她）。

》》 研究结构

克莱尔的家庭成员包括她的母亲、父亲以及一个比她小七岁的弟弟。克莱尔 3 岁时曾有过一个妹妹，但她七个月后就去世了。我们始终无法从各个角度来描述这个家庭，因为全家人都不希望她的弟弟迈克尔（Michael）接受访谈。他 16 岁时得过精神分裂症，但据说现在已经好了。很多事情表明事实并非如此。不过，我们收集到了关于父亲、母亲和克莱尔的第一手资料。

访谈对象	次数
女儿（克莱尔）	3
母亲	3
父亲	2
母亲和父亲	1
母亲和女儿	15
	24（合计）

这表示我们对这个家庭进行了 24 个小时的访谈，其中 14 个小时进行了录音。

》》 家庭状况

在此处呈现的对克莱尔家庭的介绍中，我们将集中讨论她所谓的情感"贫乏"，以及她与自己所说的话的明显疏离（detachment，思维或情感的不一致），并且从她与母亲的关系角度来探讨这些问题。以这个问题为主线，我们将不可避免地发现自己卷入了有关她疯狂的许多其他方面。

不管这些精神分裂症体征和症状根据她家庭关系的实践和过程是否可以理解，我们现在都必须从头再来，重新探索，没有预设。

虽然在父母和精神科医生看来克莱尔的问题是"缺乏情感"，但我们在研究刚开始的时候就发现，这并不是克莱尔的主要问题。克莱尔更担心的是父母对她缺乏真正的情感。每个人看起来好像都或多或少地意识到这正是**她**想谈论的，但克莱尔的这种担心却不知怎么的被当成了**她**缺乏真情实感和正常需求、贪婪、爱抱怨以及缺乏洞察力的另一种表现。

克莱尔在谈到她的父母时说，他们不是她真正的父母，他们不是夫妻，也不是父母亲，而只是一对生意伙伴。其他人都把这当成一种妄想。

克莱尔自己要说的是：

> 我拥有一个还没有长大的自我。有时候，当它占上风时，我会害怕……

她说，她认为她的

> 母亲从来都不想让我长大。我认为，她对待我的方式在某种程度上阻碍了我的发展。

她坚持说，她的母亲从来都不让她过自己的生活。"她不喜欢我对事情有自己的想法。"她说，她母亲一直阻止她做真正的自己，不让她用自己的头脑——她在这样说的时候没有表现出明显的愤怒情绪。她（克莱尔）长大后不敢表达自己的情感或想法，"她说什么我就跟着说什么，而不是听从自己的想法"。但她无法具体地说出母亲是如何让她感到害怕的。如果她在这方面感觉到了压力，她就会变得更加含糊，以记不得了为借口，或者谈论一般的人，而不是某个特定的人。

> 与其说她是一位母亲，不如说她是一位总经理。她对做生意比做母亲更感兴趣，她把女商人的态度带到了家里。她在精神上辜负了我。

克莱尔的观点是，她小时候对父母是有感情的，但很早就失去了，因为她说，尽管他们想假装他们是一个很有感情的家庭，但他们对她没有任何真正的情感，也不希望她拥有任何情感。

在目前这项研究开始之前，母亲、父亲、女儿从未在一起讨论过这样的"指控"。她的父母都认为不用理会这样的说法，都认为这是她的"病"。此外，正如她母亲所说："我们从来都不是一个爱聊天的家庭。"

克莱尔几乎没有努力尝试就这些问题进行讨论，因为她觉得这是没有希望的——但是，当访谈者只给了她的观点一点点的肯定时，她就相当清楚地表明了她的立场。她说，她的父母虽然会给她提供各种物质上的东西，但都对她置之不理。至于她的母亲，她说："她不理**我**，不理会真正的我。她不理解我。"

不过，她的父母一致认为，他们家一直都是幸福的、充满感情的，但他们都不得不非常努力地投身于事业，以至于她母亲多年前就因此而损伤了身体。而且，他们所做的这一切都是为了孩子。他们说，克莱尔一直是一个温柔深情的孩子，虽然她大约 15 岁的时候脑子里出现了一些奇怪的想法，但她从来没有"大惊小怪"，而是一直都很安静、知足、快乐、温柔，直到她的"病"突然出现。

正如我们将要看到的那样，这个共同的家庭迷思（shared family myth）与父母讲述的家庭生活故事完全不同。不过，我们却不觉得他们在撒谎，或者他们甚至没有意识到存在这样的差异。例如，丘奇夫人在单独接受访谈时表达了对丈夫的诸多抱怨。但她认为她对丈夫的看法是：虽然日子不好过，但他尽力了，因此没有什么好责备的。

丘奇夫人说，她说过的话与她确实说过的话之间的不一致，也就是，元陈述（metastatement）与陈述（statement）之间的不一致，以及说话语气和内容之间的其他不一致，甚至连访谈者都觉得很困惑。我们可以听到她话语中的副语言"音乐"（paralinguistic 'musi'），而且，我们不得不逼迫自己去意识到她正在描述，在所有那些快乐的岁月里，她是如何由于"劳累过度"，总是筋疲力尽，从而大部分时间躺在床上的。事实上，在她的孩子们十几岁之前，她几乎没怎么工作过。克莱尔 3 岁时，丘奇夫人生了一个孩子，但这个孩子七个月后就去世了。丘奇夫人（她在其他任何时候都无一例外地坚称，克莱尔的"病"是空袭所致）在谈到这个孩子的去世时说，要是这个孩子没去世的话，也许克莱尔不会生病。她无法解释为什么，只是说，如果这样的话，家里可能就不会有什么悲伤的氛围了。

迈克尔出生时，丘奇夫人（从我们的视角看）非常沮丧。迈克尔"生来就有病"。他得过急性肺炎，据说他在 2 岁时就已确诊患有哮喘。他小时候大部分时间似乎是在床上度过的，要么是在他姐姐的床上，要么是在他母亲的床上。姐姐或母亲把他抱到床上或者跟他一起待在床上，似乎成了"治愈"他哮喘的方法。

据我们所知，迈克尔 16 岁时就出现了明显的幻觉，在精神病院住了几个月之后，他就跟家人住在了一起。

当迈克尔变得精神错乱时，家里生意正明显衰退。就在这时，23岁的克莱尔做出了一个举动，她的父母说，这让他们和迈克尔非常不安。她不肯亲她的父母，也不肯让他们亲她。她还说，她已经厌倦了不得不"照顾"迈克尔。也就是说，她不得不花大量的时间在他的床上或卧室里照顾他，或者让他待在她的床上，以防他哮喘发作。

下面，我们将试着重建她母亲以及她自己的早年生活。

克莱尔的母亲一直认为她非常了解克莱尔的感受，因为她们非常相似。她说，她们两人的母亲都是"女商人"。她们两人都不怎么能见到自己的母亲。但她们的母亲都"为她们做了很多事情"。她们都是"家里**唯一**的女儿"，也就是说，她们都没有在世的姐妹；她们两人都曾有过妹妹，但妹妹都在婴儿早期便已去世；她们两人都有需要她们照顾的弟弟。

正是母亲和女儿的家庭系统排列（family constellations）之间存在如此多的相似之处，才使得母亲认为，她对女儿的"感受"的了解甚至比克莱尔自己更清楚。

准确地说[①]，她将那些与克莱尔的自我归因相反的记忆、经验、行为都归因于她的女儿，而对克莱尔自己的感受和行为以及她对自己的归因都无动于衷。

59

母亲：我过去常常认为你对某些事情、对不同的事情都很敏感。我有时候觉得，你看，我跟你非常像——都是家里唯一的女儿，都没有可以相处的姐妹，我真的认为你在这些方面常常有点敏感。

女儿：我觉得跟我不像——

母亲：不像？

女儿：——我是没有姐妹——但现在的情况是我有一个比我自己小很多的弟弟。

母亲：我当然有两个兄弟，但我跟我大哥没有太多的关联，但是我的弟弟——我的处境同样跟你非常相似。

女儿：当然，你在自己家里跟家人相处得越和平，你在自己家里相处的人越多，到了外面就越能与人和平相处。

母亲：也许吧。我应该认为这种说法很对。我现在注意到了自己，还有茜茜姨妈（Auntie Cissie）和艾尔茜姨妈（Auntie Elsie），我们三个，我们都是家里唯一的女儿，我们在各个方面都非常相似。我们过去经常说："哦，我们在外面真的是三个奇怪的人，我们都是家里唯一的女儿。"我们过去经常感到有些不自在——经常看到其他女孩都跟自己的姐妹一起出去，而你看，我们没有。好吧，我们曾经有过一个，但很不幸失去了她。但你

---

① 一种精神分析的观点会认为，丘奇夫人是通过一部投射性认同（projective identifications）的电影来看待克莱尔的。

跟他们相处得很好，不是吗？

女儿： 不是的。

母亲： 不是？哦，那网球俱乐部呢？还有贝蒂（Betty）和那一小群人呢？

当丘奇夫人偶尔意识到克莱尔和她自己的形象不同时，她感到困惑或担心。克莱尔自己的感受（从我们的角度看）似乎有一部分与丘奇夫人否认的感受相一致，有一部分是她母亲无法忍受的女儿对母亲的清晰认识；有一部分是母亲没有意识到其存在的感受，因为她从来没有过这样的感受，也无法想象这些感受；最后，还有一部分是克莱尔由于她母亲的反复归因而产生的真实感受。

丘奇夫人只能艰难地维持她认为她们"非常相像"的印象。她们在家庭系统排列中的位置显然有些相似，但就我们所见，这种相似之处几乎已不存在。为了看到一种近似于认同（identification）的相似性，丘奇夫人既要否认自己的看法，又要试图诱使克莱尔否认她自己的经验，以调节她自己的行为、言语、姿态、动作，从而不至于与母亲为她描绘的身份太不协调。

丘奇夫人试图让克莱尔的整个存在都符合她自己的图式，如下文所述。

母亲： ……你明显表现出了不喜欢弗罗姆夫人（Mrs Frome）的迹象，你还说你受不了她，她让你感到很不安。从那时起，我就注意到你对各种不同的事情都很焦虑不安。有时候想要询问你一些事情似乎很难，就好像你辛苦工作了一天或有什么事情惹恼了你一样。嗯，你又坐了一次游轮，在那次坐游轮之前，我记得你说了好几次："哦，我一定要去度假，我觉得我太需要度假了。"你当时很激动，但当然，我们没有太多注意，因为我知道你工作一直很努力，你知道的，你在这次航行中生病了，你记得吗？

女儿：嗯。

母亲：还有，你在游轮上时，船上发生了骚乱。你还记得吗？

女儿：你说船上发生了骚乱是什么意思？

61

母亲：嗯，我想知道这件事是否让你担心。一个男人闯进了一个女孩的座舱。

女儿：我不记得了。

母亲：当时发生了一场可怕的打斗，他试图占我说的那个女孩的便宜，我确实记得你当时很不安。

女儿：不记得了。

母亲：我跟一两个朋友说过，她们说："哦，别在意，克莱尔已经长大了，可以照顾自己了，她会理解的。"但我们认为你在那次航行之后便很不安。你好像从来都没有那样过，你知道的，你看起来好像一直都很紧张不安。你是不是在那艘游轮上得的病？是游轮上的骚乱还是什么我从未发现的事情？——因为有一两次我试着谈论这个主题，而你似乎没接这个话题。不管你在游轮上是怎么得的这种病，你回来后都不得不去看诺兰医生(Dr Nolan)。我不知道他对你说了些什么。我想跟你一起去，但你不让我去。你说："不，我已经长大了，可以一个人去了。"所以，我不知道到底是怎么回事，但船上的医生告诉我你应该去照个 X 光，而诺兰医生认为没有必要。我想，这和你的内在问题有关。不管怎样，你似乎战胜了它，事情就是这样。嗯，我经常想知道你是否担心那种病。

女儿：不担心。

母亲：不担心？我们过去一直住在博伊德酒店——我们在那里住了很长时间，我都忘了有多长时间——我想是两三年吧——在那段时间里，我厌倦了酒店生活。我想租一套房子。我和爸爸出去买房子，但每一次你都说："我不想离开酒店。""我不想住房子，我想待在酒店里。"但你从未解释为什么。我经常纳闷你为什么会这样。

女儿：嗯，因为我喜欢酒店生活。我喜欢住酒店的自由。　62

母亲：是的，温暖……

女儿：我喜欢认识不同的人。

母亲：嗯，克莱尔，你看，这表明你在出事之前是愿意见人的，而且，你确实认识了很多人，你总是到处乱跑。你玩得很开心，但突然，从你出事后，你就不想这样做了。

女儿：是因为我出事还是因为我生病？

母亲：不是因为你出事[1]，克莱尔，肯定不是。在我们看来，这似乎发生在你出事之后。

女儿：嗯，在我看来不是这样。在我看来，它出现的时间好像是在上次……从我回到英国后。

克莱尔一直说，她的父母给了她很多物质上的东西，但他们不想了解她。她母亲听到了，觉得这是一种指控，控诉她在物质上忽视了克莱尔，于是开始举例说明她并没有"被忽视"。

[1]**母亲：**你看，就我和你爸爸而言，我们做了我们认为最好的一切，我**非常**震惊你竟然把你的病归咎于我们。

[2]**女儿：**嗯，你提到了"忽视"这个词。[2]从物质的角度看，我一点都不认为自己被忽视了，我知道我拥有一切，事实上，我在物质方面所拥有的很可能比其他很多人都要多得多。

[3]**母亲：**是的。

[4]**女儿：**但我想的是精神方面。孩子往往想要得到关注，当

---

①　克莱尔大约在崩溃前一年曾断了锁骨。
②　这是早期的对话。

63　他还小的时候就想得到别人的关注，但是，你看，比如说，我上学的时候，学校里经常举办一些活动，其他家长都会去。

5 **母亲**：是的，我知道。

6 **女儿**：但是你——

7 **母亲**：我去不了。

8 **女儿**：去不了。

9 **母亲**：我有时候去不了。

10 **女儿**：你经常去不了。

11 **母亲**：是的。

12 **女儿**：我几乎一次都不记得。

13 **母亲**：你说得很对。

14 **女儿**：这是我很有感触的事情之一。

15 **母亲**：嗯，很遗憾你小时候不能表达自己的想法，很遗憾你没告诉我，不然我很可能会尽我所能改变这种状况。

16 **女儿**：好吧，你看，我没有告诉你，我没有告诉你我做的任何事情？

17 **母亲**：嗯，你没有大吵大闹，你没说"妈妈，我想要这个""妈妈，我想要那个"，我知道的。我一直认为你是个很乖的小女孩。

18 **女儿**：好吧，你看，我一直是，而且我想我在某种程度上依然是一个非常快乐的人——表面上看起来好像是一个非常快乐的人，但我内心深处总是有很多可怕的东西在沸腾，但我并不总知道那是什么。

19 **母亲**：遗憾的是，我想你有时候没有表达你自己的观点，让我——我能想到一些场合，在这些场合中，我有时候觉得你应该更多地表达自己的想法。但多年以前，我曾和我们的家庭医生谈过这件事——我记得很清楚，他考虑到了你的年龄和你当时正在上学的事实。他说："别担心她。如果她想要什么东西，她会主动要的。"嗯，我们自然而然地接受了他的观点。我现在明白了，我当时应该说："克莱尔有什么不对劲吗？"而你很可能会跑 *64* 到一个角落里号啕大哭。嗯，你看，我应该忍忍的。但你总是让我觉得你是一个非常快乐和满足的孩子。据我所知，你已经拥有了你想要的一切。

20**女儿**：是的，我拥有一切物质方面的东西。

21**母亲**：是的，所以我说你没有更多地表达你自己的观点，这很遗憾，我曾经真的希望你能这样做。

22**女儿**：嗯，我从来都不能很容易地表达自己的感受——表达我的所感或所思。

23**母亲**：是的，是的。现在我继续讲一些例子，克莱尔，这些例子你毫无疑问会记得。当你放期中假或学校放假而我没有空时，我过去常常会尽力抽出时间带你去城里。我们过去经常出去喝茶、逛街。

24**女儿**：我不记得了。

25**母亲**：我经常回来对你爸爸说："你知道吗？克莱尔对商店似乎**一点**都不感兴趣。"我过去经常带你去大商店，在那里，其他的小女孩可能会说："哦，妈妈，看这个！""哦，妈妈，看那个！""这个不漂亮吗？""那个不可爱吗？"我甚至会指着一些东西给你看，我会说："哦，克莱尔，这件连衣裙是不是很漂亮？"——"嗯，我想这件连衣裙很适合某些人——可能适合某些人。"我**一直**都非常喜欢衣服，**作为**一个服装师，我自然感兴趣。我过去以为你……但你似乎**一点**也不感兴趣，我向医生提过一两次。"哦，"他说，"等她长大了，很快就会有穿漂亮衣服的意识了。"嗯，你在某种程度上是讲究穿着的，你喜欢漂亮的衣服，但你不打扮自己，我的意思是说，你不表现自己。

²⁶**女儿：**嗯，我觉得我——

²⁷**母亲：**这就是我在很多事情上感觉你是那个样子的原因。

²⁸**女儿：**好吧，我觉得我在很多方面都是一个很难相处的青少年。我知道我一点都不担心自己的外表。我真的是个假小子。

²⁹**母亲：**以前是。

克莱尔并没有因为自己的病责怪母亲（1）。她拒绝承认自己生了病。她想谈论"忽视"——"忽视"的意思是没有被确认为一个真正的人。

她的母亲对克莱尔没有更多地表达自己的想法表示遗憾（15，19，21）。

但在交流过程中，她母亲现在没有表现出想要布莱尔表达自己观点的愿望，就像她一直以来所做的那样。克莱尔为表达自己观点所做的努力（4，6，8，12，16，18，22，26）要么被打断，要么得到的是虚假赞同（pseudo-agreement），随后这种虚假赞同就会被撤回或一带而过。

在这里，有人注意到了母亲对女儿——一个独立的、不同于她自己的人的不理解。她不明白女儿为什么不喜欢她喜欢的东西。她一定有什么毛病。除此之外，还有"表达自己的想法"（expressing one-self）与"大吵大闹"（fussing）这两个词的含义的隐性转换。"表达自己的想法"是得到认可的，而"大吵大闹"不是。母亲抱怨说女儿没有更多地表达她自己的想法。与此同时，由于女儿没有"大吵大闹"，她总是认为女儿是一个很乖的小女孩。但如果她现在表达自己的想法，那就成了大吵大闹了。

也就是说，在母亲看来，如果"表达自己的想法"表达的"自我"（self）与母亲认为克莱尔具有的自我（"其他小女孩可能会说……"）相契合，那么，女儿的陈述就是"表达自己的想法"。不过，当克莱尔清楚地表达自己的想法，但她说的话却与母亲认为她女儿应该有的感受不同时，在医生看来，这是有问题的。这种需要"治疗"而非惩罚（something-wrong-needing-'cure'-not-punish-ment）——需要医生而非警察——的问题会不断地被唤起。当她（女儿）可能开始表现她"真实的"自我时，母亲就会赶紧封住口子（23，25）。母亲会把**她**可能忽视了克莱尔的问题转换为克莱尔无法表达自己想法的问题，她会把"表达自己的想法""主动索要某物""大吵大闹"混为一谈，从而把她的女儿搞糊涂了，克莱尔发现自己一直在讨论她是不是一个"难缠的"青少年。丘奇夫人似乎只从主动索要某物、难缠、大吵大闹的角度来理解"表达自己想法"的问题。

丘奇夫人说自己所说的话与她事实上所说的完全不一致。例如，她反复强调，她忘记了一些事情，让过去的事情都成为过去吧，并建议克莱尔也这么做。但她总是以一种奇特的方式"忘记"事情。她会详细地叙述某件事情，并说自己已经忘了这件事，以此证明她的叙事是正确的。在讲完二十年前发生的一件这样的事情之后，她说："我想起了**那些**事情，克莱尔——我的意思是说我忘记了这件事，就让它过去吧。"

一个人除非在这种关系之外还占有一个有利位置，否则，很难知道自己身处何处。她说："我在做 X。"接着她做了 Y；然后她说她一直在做 X，并希望克莱尔不要察觉到她做了 Y。

目前的情况与克莱尔崩溃前的情况似乎极为相似，因为父母没有简单地告诉她要害怕人群、害怕男人等；他们告诉她，她**过去**和**现在**都害怕人群和男人。[①] 他们没有告诉克莱尔感觉到 X 是一件不好的事情；没有禁止她去感觉 X；她也没有因为感觉到 X 而受到公开的威胁或惩罚。他们只是简单地告诉她，她感觉到了 Y。从小就接受这种

---

① 患上精神病之前的孩子从某种意义上说是被父母催眠的，还是说催眠是一种实验性的模式精神病（model psychosis），或者更确切地说，是在患上精神病之前的一种实验性、模式性的关系？实验性催眠确实模拟了患上精神病之前亲子关系内发生的某些方面。不过，这种关系非常复杂，不能简单地不加限制地将其描述为一种催眠关系。

归因的人会发生什么呢?

一个不断重复的序列是:克莱尔表达了一个观点,她的母亲就会证明她是错的。她会说:

1. 她说的不是真的,或者
2. 她之所以这么说,是因为她生病了,或者
3. 她不记得或不知道自己的感受是什么,或者
4. 她这么说是没有道理的。

接着,丘奇夫人会发表一段语句,会在无意之中证实克莱尔所说的话,但她的语句与自己之前的观点相矛盾。于是,她会在这段语句的基础之上补充一段最终的元陈述,否认这种矛盾本身,并恢复她所说的一切与克莱尔所说的话之间的差距。

例如,当

1. 克莱尔说,她母亲一直试图"劝阻"她,让她不要出院。
2. a. 她母亲说她一直想看她出院,以此证明她的说法是错的;
   b. 接着,她继续"劝阻"她,让她不要出院,然后把她的话封了起来,暗示说
   c. 她刚才一直在**鼓励**她回家。

她接着说:

> **母亲:**不幸的是,我们现在居住的地方非常小。我的意思是我们过去一直习惯于住在大的房子里。我也喜欢大房子,但没办法。你看,当必须面对我们今天这样的状况时,我们不得不忍受它。我认为,我和你父亲负担不起一栋像我们以前住的那样的大房子。正如我以前告诉过你的,随着你年龄的增长,以及我们处境的变化,你再也买不起这些奢侈品了。
>
> **女儿:**嗯,但我不必跟你们住在一起,是吗?
>
> **母亲:**是的。关键是,克莱尔,你看,即使你住在酒店里,

你也要跟六个以上的人在一起相处。

女儿： 我知道。

母亲： 你看，如果你要一个自己的房间，你就不得不住一个非常小的房间。

女儿： 嗯，希望我出院时能克服这个困难。

母亲： 希望如此，希望如此。

在这些访谈中，正是这些同时混合使用的花招，提供了神秘化的全部特质。

下面的问题再次围绕克莱尔留在家里的可行性。

母亲： 你现在比刚进去的时候更安定了？

女儿： 哦，是的。

母亲： 是的，刚开始的时候，这是一个难题，因为它限制了你的活动范围，是不是？而你在家里的活动也会是这个样子，因为，你看，如果你回家，我就会不希望你在家的时候有人说话，因为我觉得你想安静。

女儿： 哦，我不介意有人在家。

母亲： 你看。

女儿： 事实上，我喜欢有人在家。

母亲： 你会吗？

女儿： 哦，会的，我很高兴见到不同的人。

母亲： 但你看，有一两次，茜茜姨妈和艾尔茜姨妈突然进来，你当时摆好了餐具，坐在那里准备吃饭，看到她们进来，你站了起来说，"哦，我无法跟一群人坐在一起"，然后你就去了你的房间。

女儿： 嗯，我不知道我现在会对此做出怎样的反应。

母亲： 嗯，克莱尔，你看，没办法，这会让其他人很难堪，这就是问题所在。我的意思是我能承受这样的事，你父亲也能，

69

但你看，其他人自然会觉得他们碍事了，这就是重点。

女儿：只能接受了。如果他们觉得他们碍事了，那就太糟糕了。

母亲：嗯，从某种意义上说是的，但关键是，你不能继续那样生活了。一个人的生活得丰富多彩，不是吗？

"朋友"则是另一个问题。她母亲说克莱尔过去喜欢的好朋友，克莱尔却说她不喜欢，也不想见到他们。她母亲觉得，这是女儿在回家之前必须克服的另一个困难。

女儿：不，我不想见到他们。

母亲：不是吧。

女儿：我更喜欢交新朋友。

母亲：是吗？——就连露西·格林（Lucy Green）也不想见吗？

女儿：哦，我不介意见到她。

母亲：当然，她非常容易兴奋，你知道的，不是吗？

女儿：是的，但她同时也是跟我相处时间很长的人。

母亲：是的。

女儿：而且，她非常了解我。

母亲：是的。你想让她在某个星期六你在家的时候过来吗？

女儿：她可以过来。

母亲：当然，唯一的问题是，我不知道她现在有几个孩子。我想——

女儿：两个。

母亲：她有两三个孩子。如果她必须带孩子来，那这些孩子对你来说可能太多了。当然都是女孩子，但都是可怕的假小子。

女儿：是的，我肯定她们是假小子。

母亲：我至今已有两年左右没见到她们了，所以我不知道她们现在是什么样子。（停顿了 5 秒）嗯，克莱尔，**你**还有什么想问或想谈的吗？

女儿：今天下午我的脑子里几乎一片空白。

母亲：是吗？……你还感冒吗？

女儿：是的，还是有点儿。（停顿了 10 秒）

我们必须记住，父母也在他们自己的父母为其设定的限制范围内拼命挣扎。

丘奇夫人曾经就反抗过她自己的母亲。她一年之中唯一的假期是两个星期。就在她准备有生以来第一次**独自**一人出去度假前（当时克莱尔 19 岁），她自己的母亲"提出"要在这两周期间带克莱尔出国。由于克莱尔当时在帮她父母做事，这就意味着丘奇夫人必须留下来。丘奇夫人的母亲说，她当然应该这么做，这包括她要在最后一刻取消各种预订，而且还会损失一笔钱。她不同意。

母亲：呃，当然，你知道你外祖母的，她能说什么，她说我很自私。"不，我不自私。如果你知道我为了孩子、为了家庭、为了生意放弃了什么，你就不会说我自私了。就这一次，"我说，"我不同意。一直以来，不管什么事情，我都说好的、好的、好的。就这一次，我不同意，当然，这跟你的情况不同。"当然，最后，你们去度假了，而我取消了假期，就是这样。

有时候，克莱尔和她母亲看起来好像可能会联合起来对抗丘奇先生，但实际上这样的情况从来没有发生过，因为她对他的看法正是丘奇夫人不得不压抑的。

下面的对话表明，克莱尔正努力确认她自身经验的正确性。

女儿：嗯，我想我一定非常敏感。

母亲：你以前肯定是的。

女儿：对所有这些事情都敏感，因为它们有时还会出现。

母亲： 那就尽量不要去想它们。

女儿： 我不想它们。我完全不想它们。

母亲： 不想。

女儿： 但关键是，它们会再次出现在我脑子里。

母亲： 是的。

女儿： 尽管我不认为——

母亲： 好吧，它们也会再次出现在我脑子里。嗯，你知道的，你提到过那个假期。这非常奇怪，因为大约两周前的一个晚上，我躺在床上，突然想起了这件事，就好像它发生在昨天一样。我就想着："我现在想知道那件小事是否会让克莱尔不安。"我之所以这么想，是因为你不久之前写给我的那封短信。我当时就想："嗯，我不知道这是不是让克莱尔不安的事件之一。这件事情依然让她印象深刻！"

女儿： 嗯，问题是，当这些事情再次出现在我大脑中时，我会反抗。

母亲： 嗯。

女儿： 我整个人都在反对这件事，我感觉很无助，觉得自己很难控制它。

母亲： 嗯，我觉得应该让医生来看看，看他们能不能改变这种感觉。

女儿： 你看，大约四个月前，当我跟父亲翻脸时——

母亲： 8月底。

女儿： 嗯，那天我已经很累了，他走进来时对我说了一些我不喜欢的话，我忘了他说的是什么，突然，在我还没有意识到自己做了什么之前，我就已经控制不住自己，我开始到处乱扔东西，我抓住了他，差点把他赶出了医院。嗯，我只是控制不住。我不知道我为什么会这么做。

母亲：之后，你觉得很抱歉，哭了，是吗？

女儿：嗯，我不知道我是否为此感到抱歉。从某种程度上说，我认为我没有。从我自己的角度看，我并不为此感到抱歉，当然，从我父亲的角度看，我确实为此感到抱歉，但实际上，我只是接受了它，把它当成了一件单靠我自己无能为力的事情。

母亲：嗯，那是个问题，是不是？

女儿：我觉得我还是会那样。还有一些东西会让我——

母亲：让你产生攻击性？

女儿：会让我有那种感觉。我想有人会称之为攻击（aggression）。

母亲：克莱尔，太阳在你眼里也不算太大吗？

这件事对丘奇夫人来说显然具有即时的、直接的重要性，但她否认了这一点，她清楚表明，她之所以记得这件事，主要是因为它对克莱尔而言的重要性，但同时又贬低了它的重要性（"那件小事"）。

当克莱尔开始支持她母亲的反抗行为并表现出她自己的反抗行为时，**她**就不再相信她自己所追求的反抗的合理性（"嗯，我觉得应该让医生来看看，看他们能不能改变这种感觉"）。

也就是说，丘奇夫人寻求女儿的认可；当她得到了女儿的认可，她又宣告这种认可无效。这是一种背叛。它完全是在突然之间得出的不合逻辑的推论（*non sequitur*）："克莱尔，太阳在你眼里也不算太大吗？"

同样，当克莱尔用丘奇夫人在女儿不在场的情况下跟我们讨论丘奇先生所使用的同样的话跟她讨论她的父亲时，丘奇夫人也否定了克莱尔。例如，克莱尔说：

我没有感觉到攻击性，是因为他已改了行，但我感觉到了攻击性，是因为他是一个失败者。

73

不过，她母亲尽管曾向我们承认过她自己也有这种感觉，但她不允许自己明确地肯定女儿的这种感觉。

> **母亲**：是的，嗯，你不能完全怪他。
>
> **女儿**：嗯，我认为我在某些方面确实责怪他。
>
> **母亲**：你看，他的工作——他当时遇到了很大的困难——很多事情你**一点都不**知道——比如他的年龄。
>
> **女儿**：嗯，我觉得他让你失望了。
>
> **母亲**：不，我不应该说他让我失望了，克莱尔，哦，不能。
>
> **女儿**：嗯，反正就是这样——
>
> **母亲**：好吧，那是**你的**想法。我无法改变，但我不应该说——他没有让我们失望。

与此同时，当丘奇夫人说他们一直相处得很好时，克莱尔也感到迷惑不解。克莱尔觉得，如果情况看起来是这样的话，那是因为她母亲总是对她太"专横"，以至于让她觉得她最好还是顺从，而不是与其争吵。她母亲的回答是，**事实上**，这种说法有一部分是真实的，但她最终以一种断然的姿态说，事实并非如此。克莱尔对于这样一种回答有点不知所措，于是，她母亲问她是否想到了其他什么东西。克莱尔说，她觉得很难用言语表达她的想法，然后，她母亲告诉她，她（克莱尔）不是一个喜欢大吵大闹的人。在这里，"大吵大闹"一词显然是指说一些她母亲不想听的话。她接着问克莱尔，她现在是否可以用语言表达她想说的话。克莱尔回答说她已经忘了，于是她母亲以这次遗忘事件封了口，结束了这次对话。

> **母亲**：我认为我们一直以来都相处得非常好。我认为，这些年以来我们没有发生过真正的冲突。
>
> **女儿**：唯一的问题是，你是一个专横的人。
>
> **母亲**：嗯，作为一个女商人，克莱尔，你看，我一直都——

女儿：我宁愿顺从，也不反对你的决定。

母亲：是的，我想有时候是这样。如果你是商场上的一位组织者，你可能也会把这种角色带回家里，但是，我不知道你是怎么想的，但我们这些年来似乎一直相处得非常好。

女儿：哦，是的，但正如我刚说的那样，你的性格很专横。

母亲：我们一直相处得不错，有时候我问你的意见，你会告诉我——就像我发表我的观点一样，你也会发表你的观点，但是，是以一种理解的方式，我们一直以来都能够克服这些事情。（停顿了 35 秒）你还想到了其他什么事情吗？

女儿：我很想把我想到的东西用语言表达出来，但我发现这太难了。

母亲：我想，这是你无法用语言表达出来的东西。（停顿了 25 秒）我知道一点，克莱尔，你从来都不喜欢……你从来都不喜欢大吵大闹，是不是？

女儿：这要看你说的"大吵大闹"是什么意思。

母亲：嗯，简单地说，我知道的，比如你不舒服，当然这种情况很罕见，我会不止一两次地问你："哦，克莱尔，你感觉怎么样——好点了吗？"你知道的——"哦，我很好，不要一直担心我——我很好，不要一直担心"。我是说，你经常表现得好像不想让任何人在你身边吵闹似的。（停顿了 45 秒）嗯，你想试着把你想说的用语言表达出来吗？

女儿：嗯，我已经忘了我想说什么了。（停顿了 50 秒）

母亲：当然，这非常奇怪，当你不在某个地方的时候，你会想到各种各样的事情，而当你到了那个地方，你却什么都忘了。

在这里，我们要强调的并不是这位母亲明显的**内心**（intra-personal）防御，而是她必须通过对克莱尔采取行动，把**她**搞糊涂，让**她**说不出话，抹去她的记忆——简言之，通过诱导**她**女儿人格解体，来保护自己，使她自己的情感不会被唤起。丘奇夫人的行为服务于这个功能，这当然并不意味着这些行为一定有这个意图。

下面，回到情感的问题上来。在我们看来，丘奇夫人不忍承认这一点，但她不得不相信，克莱尔和她对彼此都有感情。她发现，尤其让她不安的不是她们之间情感的贫乏，而是她觉得克莱尔应该希望把这个问题公开表达出来。

在我们访谈的支持性背景下，克莱尔在开始失去记忆和陷入沉默（临床表现为健忘症和缄默症）之前，设法比平时"大吵大闹"了更长一段时间。她声称，虽然母亲会亲吻她，也期望她的亲吻，但母亲从未给予她真正自发的爱，也不想得到这样真正自发的爱。此外，在克莱尔看来，母亲从未"真正"希望她对**任何人**"真的"充满情感。她说，她母亲试图"扼杀"她（克莱尔）对母亲、女性朋友和男人的情感。克莱尔说，她现在对她母亲没有感情。她不憎恨她，也不痛苦。她只是觉得无所谓。

克莱尔用"劝阻"（discouragement）一词来表达我们所说的不确认、证明无效或无法认可。她说，母亲一直劝阻她，让她不要去感受或表达真正的情感。这很可能特指克莱尔的小妹妹去世后的那段时期（妹妹去世时，克莱尔 3 岁）。她还说，她母亲对迈克尔、对她丈夫都没有感情，每个人都不得不假装他们和原来的自己不一样了。

值得注意的是，虽然丘奇夫人通常有效地阻止了克莱尔回忆起支持这一观点的具体事件，但我们用来证明这一观点之正确性的证据却来自丘奇夫人本人。

十二位研究过这些访谈的精神科医生和社会科学家都着重记录下了她对自己及女儿身上的温暖的否认。我们要特别强调这一否认对克莱尔的否认的**影响**，以及对否认否认的否认（the denial of the denial of the denial）的影响。

神秘化意味着意义与处境的不断变化。显然，对她父母来说，相信克莱尔在"生病"之前是有感情的这一点非常重要。不过，这绝不是从通常所说的"感觉"的角度，而仅仅是从行为的角度来说的。因此，他们提出论点，认为克莱尔是有感情的，因为她会亲吻父母并道晚安。克莱尔说，她这么做只是出于恐惧和责任，但这一说法被忽视了。她父母还担心克莱尔会说她自己没有感情，尤其是在我们面前，因为这会让我们产生错误的观念。

正如我们所看到的，丘奇夫人在她自己的家庭中从未获得自主性。造成这种情况的原因中，有一些是我们知道的——她 3 岁时妹妹的去世，她 8 岁时父亲的去世，一个她不得不照顾的生病的弟弟，一个让她困惑且总是剥削她的母亲，还有她的婚姻，那个男人之所以娶她，正如他所说，"是因为她对她母亲很好"——她还失去了她的第二个女儿，等等。丘奇夫人自己已遭受千百次打击，据一份关于她的报告，她已经成了一具空壳。可以理解同时也确实必然会发生的是，丘奇夫人不仅倾向于摧毁她自己的内心世界，而且往往会摧毁克莱尔的内心世界[1]，因为她在很大程度上生活在克莱尔的世界里并通过克莱尔来生活。

因此，克莱尔被困在了她母亲的失败之中——她母亲既不能从她自己母亲那里获得自主性，也不能修通生活中的种种丧失。在母亲为她所失去的旧客体而哀伤的过程中，两个**新的**（new）人——克莱尔和迈克尔——都被扼杀了一部分。

丘奇夫人的"壳"是用她引入的她与丈夫、迈克尔和克莱尔的关系之中的制度化态度和行为建构起来的。不过，父母双方都不能完全避免自发地跟自己的孩子在一起。虽然他们不能给予爱，但他们自己也需要爱。丘奇先生曾经说过："我们采取了我们所知道的一切办法

---

[1] "似乎没有哪种动因比另一个人能更有效地为一个活着的人创造一个世界，或者通过一个眼神、一个手势或一句话使一个人所处的现实枯萎。"（p. 41）Goffman, E. (1961). *Encounters. Two Studies in the Sociology of Interaction*. Indianapolis：Bobbs-Merrill.

来获得他们的爱（迈克尔和克莱尔的爱），但我怀疑我们是不是给了他们太多的爱。"不过，当迈克尔和克莱尔表达情感时，他们又会感到害怕，并阻止其再次出现。随着家庭生活的日益常规化，他们会以同样的、可互换的方式看待家庭以外的每一个人，他们互相威胁，随时监视对方，也被对方监视，他们还不信任彼此。因此，随着他们的世界越来越排除出现任何对他人自发的、不加防范的、信任的自我表达的可能性，而没有任何契约性的权利或义务时，丘奇先生和丘奇夫人如此渴望和害怕的真正情感也会逐渐远去。我们不知道他们是否知道我们通常在"某种程度上"所说的真正情感是什么；有证据表明，

他们的情感总是转瞬即逝。但实际上，在他们看来，"情感"（affection）只是刻板的角色扮演，"情感""关注""忽视"等都不是讨论的主题（"我们从来都不是一个爱聊天的家庭"）。这是"大吵大闹"。

当克莱尔不喊她母亲，而喊她总经理（实际上，她经常这么做）时，丘奇夫人会否认这一点，然后她显然不知道自己在做什么，她会举一些例子来说明她否认了什么。在下面的对话中，克莱尔说她母亲总是"贬低"她的感受。丘奇夫人以一种向董事会做报告的语气和方式说：

> 母亲：哦，我不知道。我知道这是一个严重的问题，但当然，我没有注意到我曾试图（大笑）贬低任何东西——根本没有注意到。你（访谈者）注意到了所有这些要点。
>
> 女儿：我知道。
>
> 母亲：也许吧。我很可能没有注意到。我想这可能是因为我一直以来都试图——我一直以来都是这么做的——试图让人们感到安心自在，你看，在我一生中，我会跟各种各样的员工打交道，你看，我在他们面前都一直尽我所能地表现得很愉快。不管发生什么样的小事情，你知道的，我一直都是努力让自己看起来好像一切都"很好。没关系"——让他们在工作中感觉更舒服自

在，所以，我想，很可能是因为我在工作中是这样，我在其他方面可能也会无意识地这样做。我不知道。我记得，几年前我和丈夫一起做生意的时候，我们有很多年轻的员工，你知道的，年轻人在工作中都非常敏感，每当老板走过去的时候，他们都会看着你，好像在说："恐怖分子来了!"（大笑）我过去常常会努力让他们在工作中感到自在——通过举办一个快乐的派对，等等。所以，这很可能是一个原因。（停顿了 10 秒）克莱尔，你还有什么要说的吗?

在这样的背景之下，性感觉（sexual feelings）只有在发挥制度化的功能时，才会被容忍。克莱尔完全克制了自己的性感觉，这种性感觉遭到了跟性行为同样强烈的谴责。这种谴责似乎来源于她母亲的一种封闭的人际关系形式，在其中，每个人都觉得自己有义务实现该制度要求他履行的义务。这么做可以说是一个人的责任，不这么做就是自私。

自发性（spontaneity），尤其是性方面的自发性，是颠覆制度习俗、预设角色扮演和角色分配的核心。自发情感、性、愤怒会使丘奇夫妇的壳裂成碎片。

> **母亲**：……有一天，我想亲吻你，你快速跑开——喊着——"别亲我！别亲我！"当然，我说了——你当时正接受雷丁医生（Dr Reading）的治疗——我跟雷丁医生说了这件事，他一定跟你提过。嗯，不管怎样，他都跟你父亲说："告诉你妻子，不要亲克莱尔了。"我常常想知道，你为什么突然就那样不让亲吻你了。从那件事以后，我们不管是见到你还是跟你分开的时候都不亲你了。
>
> **女儿**：亲吻是情感的象征。（注意：对克莱尔来说，关键的问题是**母亲**对她的情感。）
>
> **母亲**：嗯，是的。

女儿：嗯，我觉得我感觉不到——

母亲：你感觉不到情感，是吗？（她巧妙地把问题转移到了女儿对她的情感上。）不是？哦，这看起来很奇怪，是不是——你感觉不到对父母的情感？

女儿：我认为真的不是这样。

母亲：尤其是当一个人几天或一个星期没看到另一个人的时候，以及当一个人要离开另一个人的时候，通常会亲吻对方。当然，我知道现在有很多人不这么做，但我不知道这样一种奇怪的现代观念是不是你培养出来的。

80

女儿：不，我想这只是缺乏情感，仅此而已。

母亲：那为什么缺乏情感呢？

女儿：嗯，我对你从来都没有太多的情感。

母亲：你从来都没有？你能告诉我原因吗？——但你还是小克莱尔的时候就这么做了。我记得你当时还是一个小女孩，我记得你当时1岁，我现在又想起来了。我躺在床上，当时已经生病了三个月之久。我躺在床上，而你总是喜欢坐在我的床上抱着我。事实上，我知道我有时候非常疼痛，几乎无法忍受，而你喜欢——你当时只有1岁，才刚开始走路。直到你上学的时候，你都会往床上爬，我记得，那时你父亲每天下午都会休息，因为那段时间他每天早上就要起床，他总是早起，然后下午躺床上休息，而你经常会跟他一起上床休息，和他一起玩耍。有时候到了下午，我的腿便不太好，我会休息一下，把腿放到椅子上，你总是爬上来抱着我，一直担心我，直到你上学，只要我在家，你都会一直跟着我。我记得那次生病后，为了治好我的腿，我去海边休息了六个月——我只是——你就是不让我离开你的视线。"我要妈妈！我要妈妈！"你闹了很长一段时间。我记得，有一个周末，我母亲提议带你回家过周末。她说："让我把克莱尔带回家吧。她跟我在一起，就不会哭闹了。"那个周末，母亲带你回了家。那个周末一定很糟糕，但我得保证周日去接你。"你不要离开我太久！"——嗯，那都是情感的表现，不是吗？——都是情感的表现。

在这段话中，丘奇夫人想表达的意思是，她女儿现在没有感情，这几乎是一件不可理解的事情。她问克莱尔："你能告诉我原因吗？" *81* 然后，她自顾自地给出了部分答案。她无法忍受克莱尔的拥抱，所以她把这个小女孩交给了自己的母亲，好让她不再一直抱她。她们之间似乎取得了成功。但在给出了一个答案后，她又不承认自己曾这样做，因为尽管她讲的故事除了证明在她的怂恿之下，她自己的母亲帮助她打破了克莱尔与她之间的联系之外什么都不能解释，但她始终没有明确承认这是她讲的故事，因为不到一分钟的时间就出现了下面这样的对话：

访谈者：丘奇夫人，你女儿可能对你没有太多的情感，这似乎让你很不安。

母亲：什么？

访谈者：你女儿说她对你没有太多的情感，这让你很不安。

母亲：嗯，我不会说这让我不安。我只会自然而然地接受它，但我想知道她什么时候说的她对我从来都没有感情。我想知道她什么时候开始这样的，因为她小时候肯定是有感情的。当然，我知道，孩子会长大，会不喜欢被人拥抱、亲吻，等等。（她又一次转换了问题：在她自己讲述的故事中，她无法忍受女儿对她爱的表示，于是试图"打断"她。而现在莫名其妙地成了克莱尔不想被人拥抱、亲吻。）嗯，当他们长大后，你自然要放弃，因为这是不被接受的，同样，如果有人提出建议，也不会被接受，嗯，如果两次以后还不被接受，那我们就只好放弃，至少我是这样做的。但我们从来没有为此大吵大闹过。只要是对的，我们就会让孩子们按照他们自己喜欢的方式走下去。我们从来没有真的对他们的活动进行过太多的干涉。

访谈者：只要是正确的方式……

母亲：只要是正确的方式。是的，我认为我们从来没有……跟我从不同的父母，尤其是今天的父母那里听到的相比，克莱尔真的是个好女孩。我儿子迈克尔也是这样。我的意思是说他们都是好孩子。我们从来没有很多……我认为我们没有任何焦虑的理由。

访谈者：你不会让丘奇小姐走你认为错误的路吧？

母亲：哦，绝对不会，绝对不会。你看，我们是要去教堂的人，嗯，比如说，克莱尔不再去教堂了，那我就会想知道为什么不去，我想知道确切的原因（停顿了 10 秒）。而据我所知，她的朋友们是可以接受的。在这方面没有理由惊慌（停顿了 1 分 20 秒）。克莱尔，还有什么要说的吗？

虽然这里不能重复副语言修饰词，但不合适的词和短语的使用频率也显而易见。"**只要是对的**，我们就会让孩子们按照他们自己喜欢的方式走下去，我们从来没有**真的**对他们的活动进行过**太多的**干涉。""跟我从不同的父母那里听到的相比……克莱尔**真的**是个好女孩。"这里的"好"似乎是指她从来都不敢说出自己的想法或感受，从来都不敢交普通的女性朋友或男性朋友。

丘奇夫妇几乎完全没有自发性，他们特别害怕流言蜚语和丑闻。另一个让他们害怕的方面是所谓的"人群"（a crowd）。我们必须更为仔细地审视一下这个词对他们而言的意义。

"人群"的一个方面是，它是一群不受强烈的个人权利或义务约束的人。它没有组织性或制度性的保护措施。丘奇夫人害怕"人群"——尤其是那些有可能出现性方面或其他方面事件的小"人群"

（用普通的语言来说，是派对）——在小型派对上，人们常常会喝酒，不拘礼节，并在那段时间内表现得比平常更为自然一些。

母亲一遍又一遍地告诉克莱尔，她（克莱尔）不喜欢"人群"，83 尤其是室内的人群。我们发现，这对母女在下面的对话中以一种特殊的方式把家人当成了"人群"：

女儿：你看，迈克尔病得很重，这意味着我要花很多时间跟他在一起，我觉得我花了那么多时间跟他在一起，远离了其他孩子，我不能跟其他孩子相处，当然，我也可能会做其他事情——以至于我现在有时候不能与人群相处。我发现自己很难融入，不是很难融入一个群体（group），而是很难融入人群，但我没有——

母亲：但克莱尔，你一直都是那种感觉吗？

女儿：嗯，我想，如果你回想一下的话，你会记得，我从来都没有跟人群相处得很好过。我一直都是站在人群之外。

母亲：嗯——

女儿：我从来都没有，即使在我工作的时候，在我长大后、工作后，我也从来没有跟一群人相处，真正轻松地相处。

母亲：嗯，从这种意义上说，克莱尔，你跟你父母很像，因为我也不跟人群相处。

女儿：是的，你也不能跟人群轻松相处。

母亲：你父亲也不能。我们有我们自己的小圈子，但那就足够了。我们很满足。我们不是那种想随大流的人，你的祖父母也一样——从来不到人群里扎堆。我们会去我们的教堂，跟在我们的教堂里的人相处，与我们教堂里的人通婚，我们的大多数朋友是这样的。你看，我们从来都不是那种到人群里扎堆的人。

女儿：嗯，你从来都不能……

母亲：我们也会参加晚宴和大型社交活动，但只是偶尔参加。但我们从来都不会喊一群人到**家里**来，也不会做出诸如此类的举动。

女儿：你自己的社交生活真的不多。

母亲：是的，我们的社交生活非常少。

女儿：因此，你们并没有真的特别鼓励我与许多人相处。

母亲：我觉得你可以这么说。

女儿：嗯，我认为事实就是这样。不过，我并不是说我是一个很难相处的人，也不是说我不能与不同类型的人相处……

母亲：当然不是，你看，就像我说的，你跟我们很像。

还有一次：

母亲：嗯，克莱尔一直都——嗯——都相当安静——不太安静，我说错了，她看起来似乎不想……你看，她从来都不想跟你谈太多。我记得，那时，她的一个朋友——你知道的，吉莉安（Gillian）在战争时期服役于皇家空军，我害怕她会跟一群人混到一起，让她自己陷入麻烦，我记得是克莱尔回家告诉我的。我发现，那个女孩很喜欢威士忌——你看，就是战争期间在军队里养成的这个习惯。所以，在那之后一段时间克莱尔去她家参加派对，我记得我当时对克莱尔说："听着，克莱尔，当你去参加这些派对时，你要记住你是不习惯喝酒的。喝一杯雪利酒就好，不要让**任何人**给你调酒，而且务必要小心男人。"她说："哦，妈妈，你不用担心我。我没事的。我可以照顾好自己。"我说："听着，克莱尔，所有女孩都这么说，但有时候，你确实不能照顾好自己——当一个男人让你喝太多的时候。"——你知道的，有些情况确实会发生。所以，不管怎样，在那之后（大笑），如果克莱尔要去参加一个派对，而如果我总是对她说些什么，她就会相当……我想她当时23或24岁吧，我经常跟她说："克莱尔，注意喝酒不要喝多。"她不喜欢我说这句话，我注意到了——我想："好吧，我现在已经跟她说了三次了。"

正如我们所看到的，丘奇夫人非常担心克莱尔可能会遭遇出自他人之 *85* 手的危险，尤其是在社交场合，特别是性方面的危险。

但作为丘奇夫人担心对象的"克莱尔"与其说是现实世界中一个独立、真实的人，不如说她是幻想的对象。现实世界中真正的危险似乎根本不会让丘奇夫人感到担心。例如，克莱尔小时候常常在房子的顶层学习，而这栋房子位于空袭最严重的地区，在之前的一次空袭中，克莱尔在跑向避难所的途中险些丧命。

> **母亲**：……你看，在那之后，我们便有了这些飞弹、火箭等，而你在那之后非常害怕，你和迈克尔都非常害怕。事实上，我自己（大笑）……你还记得战争时发生的事情吗？
>
> **女儿**：很少。
>
> **母亲**：你还记得你过去常常是怎么走进你的房间，坐在那里学习，而空袭就在你房子的正上方发生吗？你不愿意下来。我跟雷丁医生说过这件事，他也不能理解。他说："你不觉得你女儿那样做很奇怪吗？"我说："不奇怪——我觉得她非常勇敢。"你以前经常直接上房子的顶层。我们当时住的房子是三层还是四层？——不管怎样，我记得，你以前经常学习到凌晨两点，而空袭一直在进行——从未受到干扰。而后你给了你奶奶勇气，她终于敢上床睡觉了，她不再去避难所了。她说："如果克莱尔能在房子顶层学习，我就能上床睡觉。"（笑）你不记得了吗？嗯，那时候空袭不会对你产生太大干扰，否则，我想，你不会一直待在那里的。

丘奇夫人关于克莱尔"生病"的看法是，是这些空袭的"后遗 *86* 症"（after-effects）。

我们再一次为自己设定了一个有限的目标，我们认为，我们现在已经实现了这个目标。我们可以提供更多的证据，可以讨论这个家庭更多的方面，但我们相信，我们已经列举了足够多的证据表明，通常被认为是器质性精神分裂症**过程**主要症状的两个特殊症状——情感贫乏和思维与情感的不一致——在这里可以理解为是社会**实践**（social praxis）。

》》 附录

如果我们把克莱尔母亲对她的归因（包括过去的归因，也包括现在的归因）与克莱尔的自我归因放到一起，就会得到下面的表格。

每一个人的观点都是以凝缩的形式呈现的，不过始终都忠实于她们自己的表达。

下表中克莱尔母亲的所有归因似乎都没有表明她承认克莱尔是一个真正独立的人。正如我们对丘奇夫人其他归因的其他属性所做的一样，投射性认同的使用也纯粹是描述性的。

母亲的看法		克莱尔的看法
我们非常相像。	投射性认同	我们不像。
你总是很有感情。	否认	我曾经很有感情——但我现在不这样了。
我为你做了一切。	否认	你从没给过我感情。你不像一个母亲，而更像是一位女商人。
你总是害怕人群。戴眼镜让你变得"很敏感"。	投射性认同	不像你说的那么严重。这和它有点关系。但我之所以"敏感"，是因为我觉得在其他孩子眼里，我看起来很可笑，因为你们从来都不允许我跟他们一起玩；而他们之所以会嘲笑我，是因为我不得不推着弟弟到处转，而不是跟他们一起玩。
你像我以前一样不开心，因为我们让你辍学（就在通用教育证书考试之前她一心期待上大学的时候），还让你到公司做事。	最小化（minimization）和不受影响（imperviousness）	这是一生中最让我失望的事情。
你对于去加拿大感到很不安。	投射性认同	我很高兴有这样一个改变。

续前表

母亲的看法		克莱尔的看法
你不喜欢住那里的旅馆。	投射性认同	那是我最快乐的时光。
你总是很敏感，所以在加拿大的旅馆里，你不喜欢遇到人。	投射性认同	在那里，我第一次与"人"（people）结交。我很喜欢这样做：不过，我很胆小。
你害怕"人群"。	投射性认同	如果一个房间里有大约六个人，我确实会害怕（不知什么原因）。
是空袭导致你生了病。	投射性认同	我的"病"与空袭无关。
你在"生病"以前是一个非常乖的小女孩。	否认和不受影响	这是因为我怕你。
我们以前一直相处得非常好。	否认和不受影响	那只是我顺从你而已。

88

4 号家庭：丹齐格一家

≫ 临床视角

从临床精神病学的视角看，萨拉·丹齐格（Sarah Danzig）17 岁就患上了一种隐匿性的疾病。她开始整天躺在床上，只在夜晚起床，熬夜思考、沉思或阅读《圣经》。慢慢地，她失去了对日常事务的兴趣，越来越关注宗教问题。她在商学院的学习时断时续，最终未能完成学业。在接下来的四年里，萨拉无论从事什么工作或学习什么课程，都没有取得成功。

21 岁时，她的病情突然恶化。她开始表达一些奇怪的想法，例如，听到电话里的声音，看到电视上有人在谈论她。不久之后，她开始对家人发火。有一次，她对母亲大发了一次脾气之后离家出走，在外面待了一整夜。她一回来就被带到了观察病房，在那里待了两个星期。在这之后，她开始表现得无精打采、情感淡漠、沉默寡言、退缩孤僻，且注意力不集中。虽然她不时地会发表一些离奇的言论（例如，说她被强奸了），但总的来说，她能够在家里安静地生活，甚至是回到工作岗位，这次她是在她父亲的办公室里工作。她这样的状态持续了十五个月，然后病情复发。她又一次不停地表达奇怪的想法。她抱怨办公室里的人总是讨论她，密谋针对她，不想她和他们一起工作。她坚持说，他们截获并撕毁了她的信件。她还坚持说，她寄到家里的信件也被人截取了。她向父亲抱怨，说他的工作人员不称职，并与他及他的秘书为记账的事情而争吵。最后，她拒绝上班，整天躺在床上，只在夜晚起床沉思或坐着阅读《圣经》。除了偶尔说些关于宗教的事情、指责家人议论她，或者抱怨电话接线员监听她的电话之外，她几乎不开口说话。她开始变得非常易怒、极具攻击性，特别是对她的父亲，正是在对父亲大发雷霆了一次之后，她再一次被送进了医院。

≫ 研究结构

丹齐格家的家庭成员有母亲（50 岁）、父亲（56 岁）、萨拉（23 岁）、约翰（John，21 岁）、露丝（Ruth，15 岁）。在她父母的要求之下，露丝未参与本次研究。

访谈对象	次数
女儿	13
父亲	1
母亲	1
母亲和父亲	4
母亲和女儿	1
父亲和女儿	1
儿子	3
儿子和女儿	3
母亲、父亲和女儿	8
母亲、父亲、女儿和儿子	4
	39（合计）

91

这表示我们对这个家庭进行了 32 个小时的访谈，其中 8 个小时进行了录音。

▶▶ 家庭状况

在这个案例中，对运行中的家庭进行各种"目击"（sightings）的必要性表现得特别明显。

下面，我们将首先描述家庭访谈的一些方面，特别是那些使得各种妄想和精神病表现（这些妄想和精神病表现与萨拉在医院中的行为有关）变得可以理解的方面。她说：

1. 病房护士扣留了她的信件，也不把她母亲的电话留言转告她。她知道母亲写给她的信被扣留了，因为她母亲每隔一天就会给她写信。而她之所以知道她母亲每隔一天就会给她写信，是因为她是她母亲的孩子，她母亲爱她。

2. 医院恶意扣留她，而她父母想让她马上回家。

3. 她害怕自己被遗弃在医院，再也回不了家了。她没有说谁会遗弃她，但她最怕她母亲会断了与她的联系。

4. 她说她母亲只是同意她住院，因为她不想让她离开家。她母亲不想失去她的孩子。她说她没有责怪母亲，并强调说她和母亲都爱着对方。

5. 她很生父亲的气，也怕他。她认为他是她被扣留在医院的主要原因。她说他是个骗子，会对她撒谎。

在这些访谈的过程中，萨拉大多数时间被动地听从她父母和弟弟的话。

在第一次家庭面谈中，她提出了担心自己被遗弃的问题。她的父母和弟弟向她保证，他们之前每天都给她打电话并给她留言。事实上并非如此。他们告诉她，她生病了，他们只想让她待在医院里，是为了她好，而不是因为他们想抛弃她。他们爱她，希望她回家。萨拉没有试图争辩。

很快，约翰又说，她极少表现得亲切友好、顺从，但"正常情况下，她对别人的建议非常抵触"。当他私下告诫我们不要被她愚弄时，这句话的意义就更加充分地显现了出来。她只是假装同意他们的看法。她这样做只是为了出院。不过，跟她在一起时，他对她表现出了同情和爱，丝毫没有让她觉得他认为她在愚弄他。

因此，如果她要保持对家人的信任，她就有必要对医院持一种不信任的看法，因为萨拉如果不信任她的家人（而不是医院），她就会体验到更大的感知和认知上的失调。

当问她的家人，他们从哪些方面觉得她生病了时，他们回答说，她懒惰、固执、邋遢、对父亲非常无礼、叛逆、淫秽等。他们似乎在描述邪恶，而不是疾病。至少萨拉是这么感觉的。她胆怯地说，她改变了回家的想法。 *93*

在她父母看来，她生病的一个主要特征是对父亲缺乏理性的、毫无理智的、持续的敌意，但当她独自一人时，母亲在没有明显意识到矛盾的情况下，也把萨拉的敌意描述成一种对她父亲所做的各种事情的有意义反应。实际上，她说，他对待她（母亲）和约翰的方式也是如此，也让他们很愤怒。事实上，他们经常吵架。因此，很明显，萨拉对她父亲的愤怒（这是她的家人现在无法忍受的）几乎可以说并不比她母亲和约翰这些年来对他的敌意更为强烈。但他们反对萨拉做出类似的行为。最后，萨拉被她的母亲、父亲和弟弟单独挑了出来，成了那个**真的**被期望去遵从父亲意愿的人。这并不是用很多的话语强加到她身上的，但其他人私下里都认识到她被放在了一个特殊的位置上，不过他们没有完全意识到这对她造成的后果。他们争辩说，如果萨拉不能和她父亲相处，那她就一定是生病了。

但认为萨拉"必须离开"这个想法的推动者并不是她的父亲。虽然他和萨拉之间的争吵、尖叫超出了她母亲和约翰的容忍范围，但他们在一起时的相处方式也比她母亲或约翰愿意承认的更加有感情、更为亲密。

在单独接受访谈时，她母亲明确表示，如果萨拉不放弃对父亲的敌意，那就应该永远将她留在医院里。不过，当她和萨拉在一起时，她又没有任何矛盾感地告诉她，想把她送走的不是她，而是她丈夫和约翰。她直截了当地告诉萨拉，约翰受够她了，他不能忍受她在家里，他不想跟她烦了。这是真的，但却与约翰经常向萨拉保证的截然相反。约翰承认，萨拉只对他父亲说过他对她说过的关于他的话。但他像他母亲一样，也认为萨拉说这些话一定是病了，因为那不是她该说的。

当他和访谈者单独在一起时，丹齐格先生说，他妻子想摆脱萨拉已经有一段时间了，她想"牺牲"她，但他不同意。他认为自己是萨拉的盟友，但他给予她的支持更多是想象出来的，而不是真实的，因为无论是当他妻子和儿子攻击她，还是当他单独跟她在一起时，他都没有支持她。

不过，在萨拉不在场时，他确实向他们提出了抗议，甚至威胁说，如果他们不让她待在家里，他自己也离开。[①] 具有讽刺意味的是，丹齐格夫人坚持说，正是她丈夫的缘故，萨拉才不得不在医院"治疗"她的"疾病"。

因此，萨拉说想把她关起来的是她父亲和医院（而不是她母亲和约翰），这种说法既合理，又不合理——事实上，根据她所掌握的证据，这或许是最有可能的说法。

萨拉对这个方面一直感到迷惑不解。例如，当访谈者谈到萨拉是否让每个人都感到很紧张，而不仅仅是让她父亲很紧张这一问题时，丹齐格夫人把这当成对萨拉的批评，并告诉萨拉，她经常惹恼她父亲是多么"忘恩负义"。萨拉无力为自己辩护，然后恳求说她累了。她母亲很同情她，然后又用她过去常用的话语把萨拉描述成一个自私自

---

① 他离家的动机比这要复杂一些，但他从来都不清楚这些动机（参见边码第 104 页）。

利、忘恩负义、不体谅他人等的人。她总是很难摆脱对特定行为做这样的归因。当萨拉跟她在一起时表现得无精打采时，她母亲就会把这当成证明她说得对的证据。然后，她建议萨拉听从我们的意见，为了她的健康而住院。而事实上，我们没有给过任何这样的建议。

95

这个家庭另一个令人费解的特点是，在萨拉不在场的情况下，他们对彼此以及对我们都采取了一种明显鬼鬼祟祟的语气和方式。他们当时缺乏团结。让人印象深刻的是，他们随后竟然很快就忘了他们之间的冲突。

有一次，当萨拉离开房间时，她母亲、父亲、弟弟开始鬼鬼祟祟地小声议论她。萨拉重回房间后，她不确定地说，她觉得他们在议论她。他们否认了这一点，然后别有含义地看着我们，好像在说："看看她疑心多重。"

在了解了这个家庭当前及过去的状况后，接下来，我们将试图重建一些重要的历史事实。

萨拉 16 岁离开学校后，上了十五个月的秘书学院，然后进入艺术学校学习了两年。最近，她一直在她父亲的办公室工作。十八个月前，她曾有过一次"精神崩溃"（breakdown）。

据她父母所说，她 12 岁以前一直是个非常可爱的孩子。不过，她一直都没什么自信，总是担心自己在他人面前表现不好，总是依赖父母和弟弟告诉他人对她的看法。不过，据他们所说，她一直都很受欢迎，有许多朋友。她机智敏锐，很有幽默感，艺术天赋极高。她喜欢画画，喜欢听好听的音乐，喜欢读好书，在写作和绘画方面有着非凡的天赋，她在学校里表现出了这些方面的潜力。她对别人的性格很有见地，不喜欢闲言碎语。不过，他们并不希望她成为一名艺术家。

在秘书学院上了十五个月之后，她就不上了。她每天早上都会在

96　床上躺到日上三竿，晚上又整夜地不睡觉，熬夜思考、看书。她开始
一个接一个地失去她的朋友。这时，她开始阅读《圣经》，并试图为
她自己解释所读到的内容。

　　父亲、母亲、约翰和萨拉都认为，萨拉在住院**以前**具有以下行为
特征：

1. 几个月以来，她一直说电话接线员（或有人）在监听她的
电话。

2. 她觉得，父亲办公室里的人一直在议论她，不希望她在那里
工作。

3. 她认为，办公室里有人截留并销毁了她的信件，而且有的工
作人员不称职。

4. 她觉得，她父母和弟弟一直在议论她。

5. 她觉得，他们扣留了她的信件。

6. 她对家人的态度非常暴躁，极具攻击性，对她父亲尤其如此，
她对待父亲的态度根本不是一个女儿该有的态度。特别是她
叫他骗子，说她再也不相信或信任他了。

7. 她非常害羞，很怕难为情。

8. 她不和其他人相处，而且沉默寡言、孤僻退缩、痛苦不满。

9. 她整天躺在床上，晚上又一直坐着直至凌晨。

10. 她注意力不集中，想得太多。

11. 她一直花很多时间阅读《圣经》。

　　十二个月前，萨拉去了她父亲的办公室工作。很快，她就觉得有
人轻视她，总是议论她。她反过来又向父亲抱怨说某些工作人员不称
职。最后，她不再去上班了。大约就是在这个时候（目前还不清楚到
97　底是什么时候开始的），她发现，账本里记录的她的工资比她的实际
工资高，于是告诉了父亲。他试图向她解释，但她听不懂他的解释，
也不理解他儿子和秘书的解释。"她把我们都搞得筋疲力尽了。"（母

亲）她坚持认为那个该承担责任的员工不称职，如果他们不同意她的说法，她就指责他们针对她，并在家里开始做出各种挑衅行为，例如，在安息日当着她父亲的面抽烟，往她父亲的茶里放柠檬水，等等。她的父母和弟弟认为，这些行为中混杂了愤怒、内疚、羞愧、担忧等各种情绪，他们最终解决其困境的办法是，把这些行为看成疾病的征兆。

父母认为，萨拉的疯狂是家里的一场灾难。

> **母亲：** 嗯，我确实有点儿想，你知道的，去想一些不寻常的事情，说人们不是——对我来说，这种事情——它们总是发生在其他人身上，它们从来都不会发生在我们身上。你知道，这种事，你认为它总是发生在其他人身上——比如说，有人被洪水淹没了，你知道的，我会感到难过，但你确实有可能会这样想，"哦，我现在住的这个地方永远都不会被洪水淹没"——你明白吗？我只是给你举个例子。我从来都没有想过我现在住的这个地方会被洪水淹没——我就是这样看的。

而且：

> **父亲：** 我们不知道发生了什么。

> **母亲：** 就像我告诉你的，我们真的不知道，我们以为这些事情只会发生在别人的孩子身上。你在报纸上看到一个小女孩被杀了或者被绑架了，你会为那个人感到非常难过，但你不会把这样的事与你自己的孩子联系在一起。就像我说的，所有可怕的事情都发生在别人身上。

> **父亲：** 当它发生在你身上——

> **母亲：** 若它不幸地发生在你身上，然后其他人会说"哦，好可怕"，然后就变成了一个悲剧。我从来都没有想过她在精神上会成这样，会变成这个样子。

98

　　这场降临在这个家庭之上的灾难与这些洪水、谋杀、绑架有什么可比的呢？我们调查得越深入，就越觉得难以捉摸，但很明显的是她父母对丑闻的羞耻感和恐惧感。特别是，他们担心萨拉在社交上太过天真，缺乏判断力。他们认为她是"破坏家庭阵线的人"。在她第一次去父亲的办公室工作时，他曾劝她不要跟任何人说她精神崩溃的事。但不幸的是，这件事被泄露了出去，他的员工虽然当着她的面表现得很友善、宽容，但他们开始在她背后说长道短。她还因为自己是老板的女儿而感到很气愤。萨拉感觉到了他们的敌意，但没能得到任何人的证实。

　　她还发现了一些实际的错误，并告诉了父亲。她比以往任何时候都更加愤怒，但谁都不能直接攻击她。相反，她受到了更多谁都不会明确证实的含沙射影。她变得越来越孤独和不快乐。这时，她的一些信件被另一位工作人员"不小心"放错了地方。她察觉到了对方的"无意识"动机，并试图向她发起挑战。另一个女孩含沙射影地说了一些关于她精神状况的话，她激动地跑去找她父亲抱怨。她父亲有些着急，他不想在员工面前公开承认自己的女儿是精神病患者，于是没理会她的抱怨，并质疑她的怀疑是否合理——"你只是不舒服，没有人不喜欢你，没有人议论你，这都是你的想象"，如此等等。没有得到父亲的确认，她变得更加激动了，她开始叫他骗子，指责他跟别人串通一气。她拒绝回他办公室工作。

99　　此外，在和父亲一起工作的时候，她发现，他虽然通常情况下是一个一丝不苟的诚实人，但也有一些小的不诚实行为。我们当然不难调和这一矛盾，因为这是强迫症患者的特征，但萨拉无法理解这一点，她非常困惑，尤其是当她父亲不得不拼命地保护自己（不是为了对抗他自己分离的冲动，而是为了对抗她）的时候，更是如此。为了维持她对他的信任，为了摧毁她对她自己的信任，他会在不经意间尽他所能地让他的秘书、妻子和儿子也这样做。

事实上，他们会说："你是在想象你父亲身上有这样一种缺点。""如果你想象这样的事情，你就是疯子或坏人。""当我们告诉你，如果相信你自己的感知和记忆，你就是疯子或坏人，而如果你不相信我们的话，那你就是疯子或坏人。"

他们称，她的病主要在于：试图讨论禁止的问题，评论他们试图把她蒙在鼓里或糊弄她的做法，以及对这种神秘化的愤怒反应和对神秘化的神秘化。一直以来，她都被放在了必须设法理清秘密与混乱的境地，而同时她又对这样做的合理性深感困惑。因此，在有了某种理由之后，萨拉开始觉得他们串通一气针对她。

下面，我们得先解释清楚这个女孩为什么如此天真。有人可能会说，家里有这样一个天真的女孩，家人就会不想让她知道他们的秘密，他们对她的神秘化是她的天真导致的结果。从某种程度上说确实是这样。但我们的证据表明，她在表现出这种天真之前，也曾有过神秘化的举动。这家人因此陷入了恶性循环。他们越让她迷惑不解，她就越天真，而她越天真，他们就越觉得必须通过让她迷惑不解的手段来保护他们自己。

丹齐格先生过着一种严谨而一丝不苟的家庭生活，他必须让别人觉得他是一个严厉的、刚正不阿的人，是一家之主。他妻子顺从了他的这种要求，同时鼓励约翰"看穿"他，但不要在公共场合这样做。约翰帮助维持了他父亲的公众形象，但在家里，他有时表现得合作，有时则不合作，而且，他的这些不合作表现常常得到母亲的支持。丹齐格先生知道这对母子的同盟，这对母子知道他知道，他也知道他们知道他知道。因此，他们三个对于这方面的情况都是完全了解的。

不过，对萨拉来说，情况就不一样了。这对母子经常当着她的面批评丹齐格先生，但不允许她这么做。因此，他们给她提出了一项非常艰巨的任务。丹齐格先生对婚姻的看法（顺便提一下，还有他在大多数情况下的思维方式）可以在下文中看到。

100

很可能是这样的，我妻子有时候忘记了，就会在孩子们面前对我说话尖刻。换句话说，她在孩子们面前对我没有表现出一个妻子该有的尊重。我也经常告诉她："如果你有什么要对我说的，不要在孩子们面前说。"

在那一点上（保持房间整洁——例如，孩子们的卧室），我们意见分歧很大。常用的一个借口是，"我没有时间，没有耐心"或者"无济于事"——好吧，我会尽力减轻她的担心。我有时会插话。我会帮助她。然后她回来了——我无权干涉。我变得很不稳定。我说："不，我喜欢——我只会在看到不喜欢的东西时才会插手。"

我希望一切都干净整洁，这可能源于我妻子的一种态度——也许她会想——无动于衷。她觉得——呃——她不能漂漂亮亮地出门。我可以接受这一点。她觉得她一直没有漂漂亮亮地出门过。我不赞同她的话——我希望她穿得非常漂亮，非常干净、整洁、利落。我想出去看她。她不在乎。她对此无动于衷。我说："不管你和我之间的立场如何，无论在私底下还是公开场合，我们都要穿得干干净净的。偶尔出去走走。否则对孩子们不好。如果你偶尔出去走走，就能给孩子们树立个榜样。"

或许，我可以说——我甚至可以更进一步地谈论这个问题。很可能是这样的，我也经常想这个问题，很可能我不是她理想的婚姻伴侣——我要向你承认，**她**也许不是**我**理想的婚姻伴侣……

她是独生女。她是一个非常聪明的人，博览群书，有音乐天赋。我想："我们可以结合。这是有可能的，有可能。我或许对她来说是有可能结合的对象。"然后你尽可能地接近这些可能性，接近下一个最好的。也许她也有同样的感觉。我心里却是有一些想法，但是——我妻子长得不错。所以，我就直奔主题了。我们相遇了，而且，我们似乎是有可能的。我们并不讨厌对方，虽不能说——我不会说我深深地爱上了我的妻子，我认为我妻子也没有深深地爱上我，但也许我还没有足够的经验去理解一些事情。哦，我不是在讨价还价——我不是讨价还价——我是个年轻人。在我单身的时候，我根本不想和其他人——和其他女人——在舞厅或舞会上围着她们转或接送她们，我想，"嗯，这是个不错的安排——我这一次或许能成功"——所以，我们两人都有同样的感觉。我们的想法是一样的。

萨拉直到 21 岁都一直对父亲保持着理想的形象，不去想那些不和谐的观念，这并不奇怪。她以前曾和父亲因为他在她没穿衣服时突然闯入卧室、不请自来地坚持要给她整理卧室、监听她的电话、扣留她的信件等发生过争吵，但在这些事件中，她都不确定父亲到底有没有错。对于所有这些行为，父亲要么矢口否认，要么辩解说是出于对她的爱。如果她觉得这种爱让她很烦恼，她就会觉得自己有错。

当她对父亲的理想化破灭时，她更加拼命地抓着她对母亲的理想化不放，而母亲也帮助她维持这种理想化。母亲对待萨拉早上躺床上不起这个问题的行为就说明了这一点。她父母一直责备她早上不早点起床。他们大声地要求她改过自新，说她现在已经长大了，不应该还像个婴儿一样。不过，他们的行为却显然与此不符，例如，她父亲坚持说他有权随时进入她的卧室，而她母亲并不反对，而且不管她选择什么时候起床，母亲都是一边痛苦地抱怨不方便，一边继续给她做饭。当我们问她为什么不给女儿规定固定的吃饭时间，从而不让自己的日常生活被打乱时，她回答说，如果这样做，她会感到内疚，觉得自己是一个坏妈妈。萨拉的父亲愤怒地回答说，如果发生这样的情况，他会亲自把食物送到女儿手上，而萨拉觉得，如果母亲在她想吃东西的时候不给她准备吃的，那她就是很刻薄。

她父母为她做的事情越多，越想让她感恩，她就越不感恩。为了让她感恩，他们甚至会为她做更多的事情。因此，他们在期待她长大的同时，又一直把她当成孩子来对待，而她虽然希望父母把她当成大人，却表现得越来越像一个婴儿。于是，父母指责她被他们宠坏了，而她则指责他们不把她当成大人。

当萨拉说她害怕自己的父亲时，她父母不仅不能理解这一点，而且拒绝相信。毕竟，他从来没有虐待过她，从来没有对她大喊大叫，也没有打过她。除了坚持要求她遵守一些宗教规则，如安息日不吸烟之外，他没有对她提过任何要求。在他们看来，问题在于他不够坚定，对她过分溺爱。萨拉也没有得到约翰的任何支持。他的立场非常模棱两可。如上所述，他私底下得到了母亲的支持，反对他父亲，而且，当他当面反抗父亲时，母亲也会公开地给予他支持。父母还鼓励他把萨拉当成一个受宠爱的孩子。在他十几岁的时候，他曾有一小段时间支持他姐姐，但很快就不再支持她了。然后，他与母亲结成了同盟。我们有证据表明，她嫉妒他和他姐姐之间的亲密关系。她在多大程度上刺激了约翰对他父亲"纵容"萨拉的嫉妒，从而让他站到了她这边？她在多大程度上激起了他对父亲的反抗，通过支持他这么做从而将他赢了过来？有什么证据表明萨拉比他更受宠呢？

据他们所说，丹齐格先生对约翰的态度比对萨拉和露丝的态度更"强硬"，因为约翰是个男孩子。但约翰指责他父亲对他不够强硬。他说，父亲应该打他，让他在学校里有更好的表现。他小时候不怕他父亲，他认为他应该害怕的。所有的孩子都应该害怕他们的父亲。他认为，他父亲的孩子很糟糕，尽管有比他自己更糟糕的男孩子。他试图顺从，但并不是每次都能成功。他并不认为父亲的要求不合理，但是……

丹齐格先生觉得，他对自己的儿子过于纵容了。他应该对他更"严厉"一些。他宠坏了约翰和萨拉。

> 我对他很有耐心，而且，我非常高兴地说，虽然我宠坏了他——我宠坏了萨拉，我宠坏了约翰……

我们可以说，约翰**相信**萨拉比他更受宠。他之所以如此相信的原因却模糊不清。

因此，这个家庭在很大程度上是通过一系列联盟运作的——母亲和父亲的联盟，母亲和儿子的联盟，母亲、父亲和儿子的联盟。萨拉被排除在外了。正如她所说，她没有得到家里任何人的"支持"，而事实似乎就是这样。这些联盟为他们提供了保护，以对抗一些不可能实现的理想。而萨拉没有盟友，她应该遵守其他人都设法打破的规则。例如，约翰本来不应该有性生活，但他在和母亲的串通之下曾有过一次性生活。丹齐格夫人瞒着她丈夫，在约翰的共谋下，违反了安息日的规则，等等。丹齐格先生内心对性生活不满，近年来经常想着离开妻子。虽然萨拉被人当成病人，说她娇生惯养，说她被宠坏了，但根据丹齐格先生对严格的正统观念的强迫性解释，应该只有萨拉能够支配她自己的思想和行为。因此，她在社交上的天真必定是在她父母要求她**完全**顺从的背景下发生的。

她也无法将父母的做法与其他人的做法相比较，因为她与家庭外世界的联系实际上已经被切断了。虽然父母担心她没有朋友，但他们更担心如果她真的有社会交往，她会不会被诱骗。

> **父亲：**嗯，我个人之所以对她的社交生活感兴趣，原因之一并不是我要窥探她的私事；我主要感兴趣的是看到她不应该被各种有趣的故事打动，不应该被各种各样的人打动——各色人等——我意识到，她是一个非常敏感的年轻女士，非常容易受影响，她不应该被打动从而得到错误的印象。因为周围有那么多的年轻人，他们油嘴滑舌，自以为是，他们能够吸引像萨拉这样的女孩，给她讲各种有趣的故事，这可能会导致许多复杂的情况——这就是我对她的社交处境、社会生活感兴趣的主要原因。但我对窥探她的私事不感兴趣。

他们并没有禁止她跟男孩子出去，事实上，他们告诉她应该跟男孩子出去，但他们会密切监视她的一举一动，以至于让她觉得没有任何隐私可言，而当她反对他们这么做时，他们不是矢口否认，说他们没有这么做，就是指责她对他们的关心不领情。于是，她开始困惑，不知道跟男孩子出去到底对不对，甚至不知道自己该不该有任何的私生活。她父亲试图在她不知情的情况下通过各种方法调查她的男朋友。就像约翰解释的：

> **约翰：**但我不想让你有这样的印象，觉得我爸爸像只鹰一样一直盘旋着，试图控制萨拉的社交生活。在她生病之前，他在干涉她的私生活方面一直非常小心，因为他知道，如果他真的表现出明显的爱管闲事的态度，她就会**勃然大怒**，因此，我们试图——非常、非常小心地对待她的社交生活——如果有什么问题，总是由妈妈提出来，以一种圆滑的（sleeky）方式提出来（父亲反对使用"鬼鬼祟祟的"［sneaky］一词）。我没有说"鬼鬼祟祟的"，我说的是"圆滑的"——或者有时候以一种"柔滑的"（silky）方式提出来（母亲试图安抚父亲，向他解释约翰的话）。通过纯粹地——通过妈妈的不断唠叨——"说出一个名称"——不管是不是正确的名称，她都说出了一个名称——一个让她很满意的名称。

虽然他否认自己介意她去那些会遇到男孩子的地方：

> **父亲：**但我理解，我完全理解一个年轻女士和一个年轻男人在一起喜欢做什么——他们喜欢调情或搂着脖子亲吻，而年轻男人，我理解——我是人——我自己曾经也是年轻的男人——我现在仍然年轻，但是——

他父亲含糊地警告她这些年轻男人可能会带给她的不幸和危险，从而含蓄地禁止她出入这些地方。

> **父亲：**我并不是说一般的咖啡馆——但也有一些咖啡馆很危

险。我并没有特指任何的咖啡馆、任何的餐厅、**任何的舞厅**或**任何的娱乐场所**——我只是概括性地说我有多么担心你们**两个**。

尽管约翰在很大程度上能看出发生了什么事，但他在这件事上没有像在其他事情上那样支持萨拉。正如我们所看到的，**他**会在母亲的帮助下违抗父亲的禁令和要求，但当父亲对萨拉提出同样的要求时，他会站在父亲一边针对萨拉。

在我看来，当涉及**萨拉**时，那不是侵犯——而当涉及我时，那就是侵犯。

面对这种联盟，萨拉不再尝试去见家人以外的任何人。

萨拉一度几乎患上了紧张症，也就是说，她对他们的做法不会说什么，也不会有什么反应，而只是顺从。她在住院期间，这种安静和顺从表现得非常明显。正如我们在前面指出的，她的家人把这当成她欺骗医生好让他同意她离开医院的伎俩。此时，她似乎面临着这样的困境：如果她说出自己的想法，她将不得不留在医院里，而如果她保持沉默，她的家人就会认为这是一种欺骗，他们会要求医生将她留在医院里接受"治疗"，直到她有"正确的"想法为止。如果她试图把"正确的"想法强加给自己，那么从某种意义上说，她将会杀了她自己。但即便如此，也不能让她离开医院，不能让她免于与家人断绝联系，用她弟弟的话来说，因为那样，她就"死了"，就成了"她自己的影子"，就会"没有个性"，因此仍然需要接受"治疗"。

他们说，萨拉对宗教很着迷。在过去的几年里，她一直在读《圣经》，经常引用里面的话并试图理解其中的内容。不过，他们认为她并不理解其中的任何内容。在他们看来，这对她来说真的没有多大意义。她只是鹦鹉学舌般重复了一遍。他们认为，她之所以对此感兴趣，很可能是因为内疚。用约翰的话说，这是"一种通过强迫自己受苦来赎罪的方式"。

这家人对宗教的性质深感困惑。

丹齐格夫人的父母来自东欧。他们是正统的犹太人，她父亲是因为相信正统，而她母亲则是为了取悦他。丹齐格夫人是家里的独生女。她很尊重父亲，从没有在他面前做过她认为会让他不高兴的事。她的父母对她很严厉，但没有她丈夫的父母对她丈夫那么严厉。她父亲是一个灵活变通的人，知道什么时候该对那些轻微违反正统规定的行为视而不见。

例如，在安息日不准带钱，但在夏天的安息日，她常常进城。在她出门时，她父亲通常巧妙地不问她要去哪里，也不问她不带钱怎么坐车去那里、怎么吃饭等。她对他也采取了很机智的行为，而在家里，她严格遵守各种仪式规则。她父亲在安息日除了去犹太教堂外，从不出门，而她母亲则一直待在家里。

据丹齐格夫人所说，她丈夫非常正统。他父亲是一位希伯来学者。她并不反对他的正统观念。她结婚时就知道这一点，她很高兴能住在一所犹太式房子里，"因为这就是生活应有的样子"。她母亲就是这样做的。

> 我在某种程度上赞同这个观点，即如果你是犹太人，你就要遵守犹太宗教。你周六就要去犹太教堂，周六去犹太教堂没有坏处，是没有关系的。我的意思是，你不能逃避你就是你自己这一事实。

108　　诚然，她不同意许多正统的规定，因为这些规定很不方便，但她遵守这些规定是为了取悦她的丈夫，就像她母亲遵守这些规定是为了取悦她父亲一样。例如，她现在从来没有在安息日出去过，也从来没有在她丈夫面前点过灯。虽然她和母亲不一样，她会在丈夫不在场的情况下做一些这样的事情，如点灯，但她不会在他面前做这些事，以免他不安。作为妻子，她有责任遵守这些规定，并尊重自己的丈夫。

如果他想让她以正统犹太教徒的身份出现，那么她就会以这种方式出现在他面前。而且，这也不值得争吵。不过，也有一些与男人无关的地方：例如，厨房，在这些地方，她不允许任何人干涉。

丹齐格夫妇虽然严格信奉宗教，但他们认为自己在有些方面（如性方面）也相当"现代"。尤其是丹齐格夫人，更是如此。她喜欢女儿跟男孩子们出去玩。她认为这样做是正确的。她甚至不反对女儿在安息日跟男孩子出去，不过，萨拉自己在那一天通常都会待在家里，试图遵守父亲的要求和礼法。

> 如果她想在星期六跟一个男人出去，我并不认为这是一件多么可怕的事情。她没有做任何不道德的事情。她只是星期六应一个女孩或一个男人的邀约出去，她并没有做什么坏事。

事实上，丹齐格夫人过去经常敦促萨拉出去跟男孩子见面。这对她有好处。这能帮助她恢复自我意识。

> 我经常告诉她，我说："我认为你应该出去见见男孩女孩。你应该多出去约会，多认识一些人，多去一些地方。如果你已经认识了一些人，你就会遇到他们。如果你之前就见过他们，你就能接近他们。你觉得你以前见过他们一次，你认识他们，你就不会那么害羞。"

当然，这种关系必须是恰当的。换句话说，与异性出去约会不仅没有关系，而且对所有正常女孩来说都是一种社会义务；当然，这种关系中不能有任何性行为。

> 嗯，我是想让她跟男孩子出去的。我认为年轻女孩跟异性出去约会是很正常的，我认为她应该跟异性出去，这是对的，当然，出去社交的方式要正确，是的。

不过，她父母却暗中调查跟她一起出去的男孩，认为他们有权监听她的电话——当然，不会向她承认他们是这么做的。

萨拉养成了晚上看书、早上睡觉的习惯。这个家庭的所有成员都一次又一次地称之为"懒惰"（laziness）。事实上，她睡得比他们少，他们想让她吃安眠药，好让她多睡点，让她吃镇静剂，好让她别"想"那么多。因为让他们感到不安的不仅是萨拉躺在床上这一事实，而且还有她想得太多这个事实。正如丹齐格夫人所说：

> 她整夜坐着思考，不告诉任何人她的想法。不是我们特别想知道萨拉在想什么或做什么，尽管一个母亲对女儿的事情感到好奇是很自然的事情。

萨拉的"思考"让他们都很担心。丹齐格夫人知道，"思考"（特别是大量的"思考"）很容易让人产生奇怪的想法，因为它会"转动人的大脑"。

110

> ……穿着蓝色的睡衣在厨房里坐了一整夜——只有灯亮着，没有人发出声音。她一直想啊、想啊——天知道她在想什么。这足以扭曲任何人的想法。

根据母亲、父亲和约翰的说法，萨拉之所以崩溃，是因为她一直躺在床上"思考"，而不是起床、让自己忙起来、去见见人。不管她母亲怎么对她大喊大叫，她都不会停止"思考"，更让他们感到震惊的是，她是在内心思考，而不是大声地说出自己的想法。她甚至假装在腿上涂美容液，以此作为待在房间里思考的借口。丹齐格夫人感到很内疚。她觉得她应该早点请精神科医生来看看。他们知道如何对付这样的人。

> 他们本可以给她一些启发的。我那个时候应该叫医生来的，对他说："看——她在楼上，你跟她谈谈。"如果她拒绝听他的话——他是一个医生，他可能会给我另一个建议。我当时没有意识到，这是一个精神病病例，或者是你们所说的那种状况。

她父亲告诉我们，他走进一个房间，看到萨拉正站在那里看着窗外。他问她在想什么，她说："我没有必要告诉你。"

萨拉和他弟弟当着我们的面就"思考"的问题争论了起来。萨拉称，约翰也常常"思考"。

约翰：是的，但不像你那样。

萨拉：嗯，就在昨天，我走进你的卧室，你当时正躺在床上——思考。

约翰：不，我没有。

萨拉：你有。

约翰：我当时在听收音机。

阅读《圣经》也是一项非常可疑的活动，尤其是对女孩子来说。 *111* 宗教是一回事，但阅读《圣经》是另一回事。《圣经》也许可以随便翻翻，甚至一个笃信宗教的人也应该这样做；但如果她想坐下来读《圣经》的时候却发现书不在平常摆放的地方，她就会大发牢骚……

母亲：嗯，她找不到《圣经》，就会把书架弄得一团糟——"书去哪儿了？——谁拿了？——谁拿了？"——我说："谁想读你的《圣经》？"我说："一个女孩整晚坐着不睡觉，整晚读《圣经》正常吗？"我也觉得阅读很好。我也经常读书。我可能会读杂志或其他的书，但我从来没有读过《圣经》。我从来没有听说过。如果我看到另一个女孩读《圣经》，我会回家说，"那个女孩有点毛病"——是的，稍微了解一下，看个五分钟——只是浏览一下；但你从来没有研究过《圣经》。我从来都不能坐下来读两三个小时的《圣经》。我觉得她也没读。我认为，她只是浏览了一下。

访谈者：我有点吃惊，在我印象中，这是你丈夫想要看到的。

母亲：什么？整夜读《圣经》吗？——哦，不，哦，不，哦，不。他喜欢做各种各样的事情。你知道的，他认为每一个女孩都应该知道，都应该有天生的成就。我过去经常教她音乐。她不想练习——好吧，我们就不练。现在有了电视，他们都不想学了。她过去经常演奏的——好吧，就不学了。他喜欢她跟男孩子们出去。他喜欢她出去跟人相处，出去参加各种社交活动，比如辩论。她过去喜欢参加各种辩论，他们以前经常有特殊的电影节目，你知道的，他们有这样的兴趣——给一群人看——哦，他喜欢她对所有这些正常的事情都感兴趣。我们以前经常出去，我们四个，不包括露丝，她太小了——晚上出去看电影或看戏剧——就我们四个，我们还会一起出去吃晚餐。哦，他不是——我告诉你——在他成长的过程中——他父亲笃信宗教，是犹太教堂的一名官员，是一位伟大的希伯来犹太法典编著者……

萨拉的思考和阅读《圣经》的行为引起了各种反应：惊恐、担忧、惊愕、轻蔑。她弟弟藐视她，她母亲说她很懒惰，她父亲指责她。但他们都觉得萨拉以某种方式对他们做出了评判。但对他们来说，不把一个女孩为接受她自身的经历而做出的艰苦努力当回事，并不是难事。

事实上，她阅读《圣经》是为了更清楚地理解她当前的经历，但她的家人完全不理解这一事实。她已习惯于他们总是嘲笑她，经常告诫她不要懒惰、自私或忘恩负义等，对于这些，她要么保持沉默，要么不时地简短说几句，而这只会让她的家人更为他们所遭遇的灾难而感到痛心。

萨拉非常认真地对待教授给她的东西，因此，当她发现家人的双重标准时，她感到很困惑。她无法接受弟弟公开承认的双重标准，她父亲也是双重标准，但他没有公开承认过。事实上，**她是不被允许这样做的**。她母亲和父亲都觉得，这对约翰来说是必要的，但他们坚持要她毫无保留地采纳他们的观点。但如果不采取他们的特殊策略是不可能做到这一点的，而且，他们禁止她这样做。

我们在这里只呈现了这个家庭的一小部分资料。在我们的其他资料中，关于这个女孩的神秘感丝毫没有减弱。我们再一次希望，我们提供的资料**足以**确立这个家庭中所发生事件的社会可理解性，而这些事件导致了这个家庭"中"的一个成员被诊断患有精神分裂症。

5 号家庭：伊登一家

》》 临床视角

鲁比（Ruby）17 岁入院时处于一种难以接近的紧张性木僵状态。起初，她拒绝进食，但慢慢地，可以哄着她吃一些。几天之后，她开始开口说话。

她总是含混不清地、漫无目的地闲谈，常常自相矛盾，因此，我们无法从她那里得到关于她与家人或其他人之间关系的前后一致的叙述。她一会儿说母亲很爱她，一会儿又说母亲想毒死她。她会说她的家人不喜欢她，想摆脱她，把她丢在医院里，然后又说家人对她非常好。

用临床精神病学的术语来说，她表现出了情感淡薄、思维和情感不一致的症状。例如，她有时谈到她最近怀孕又流产时会大笑，而在其他时候谈起这件事时会表现得无动于衷。

她抱怨说，她脑子里有各种撞击声，而且大脑外面有各种声音传来，说她是"荡妇""妓女"，说她"很肮脏"。她认为，"人们"（people）不喜欢她，总是以轻蔑的态度议论她。她说她是圣母玛利亚和克里夫·理查德（Cliff Richard）的妻子。她害怕人群，害怕"人们"。当她在人群之中时，她觉得脚下的地面会裂开。晚上，"人们"会躺在她身上跟她发生性关系；她说她入院之后生了一只老鼠；她相信她在电视上看到了她自己。

很明显，这个女孩的"现实感"（sense of reality）结构（即关于什么是事实、什么不是事实的结构）是支离破碎的。

问题是：通常所说的她的"现实感"是被其他人撕成碎片的吗？

这个女孩的行为方式和所说的话从社会实践的角度看是可以理解的吗？或者说它们完全是、仅仅是病理过程让人无法理解的表现？

这个女孩特别困惑，她不知道她是谁——她一会儿觉得自己是圣母玛利亚，一会儿又觉得自己是克里夫·理查德的妻子，而且，她不知道她的家人和"人们"是否普遍爱她，是从何种意义上爱她——他们是喜欢她这个人本身，还是在轻视她的同时又对她有性需求。

这些困惑的地方和她的交流方式的社会可理解性如何？

≫ 研究结构

访谈对象	次数
女儿（鲁比）	8
母亲	2
姨妈	1
姨父	1
母亲和女儿	3
姨妈和女儿	1
母亲、姨妈和女儿	2
母亲和姨父	1
母亲、姨父和表哥	1
母亲、姨父、姨妈和表哥	1
母亲和姨妈	1
	22（合计）

115

这表示我们对这个家庭进行了 18 个小时的访谈，其中 8 个小时进行了录音。

》》 家庭状况

为了避免读者像研究者一开始那样混乱（更不用说这个女孩了），我们将以表格形式澄清她的家庭关系。

生物学上的身份	教鲁比使用的称呼
父亲	叔叔
母亲	妈妈
姨妈（母亲的姐姐）	母亲
姨父（母亲姐姐的丈夫）	爸爸——后来称姨父
表哥	哥哥

为清晰起见，她生物学上的亲人的称呼用宋体印刷，而她称呼他们的名称或他们提到自己时所用的称呼将用仿宋印刷。

她和她母亲跟她母亲已婚的姐姐、这个姐姐的丈夫（爸爸或姨父）还有他们的儿子（她表哥）生活在一起。她父亲（叔叔）已经结婚了，跟另一个家庭生活在一起，他偶尔回来看他们。

对于鲁比在成长过程中是否已经知道自己是谁这个问题，家人的意见分歧很大。她母亲（妈妈）和她姨妈（母亲）强烈表示，她对实际情况一无所知，但她表哥（哥哥）坚持认为，她肯定在好几年前就已经知道了。他们（母亲、姨妈和姨父）还争辩说，这个地区没有人知道这件事，但他们最后承认：当然，所有人都知道她是私生子，不过没有人会歧视她。她对自己和其他人的看法中最复杂的分歧和否认，是这个女孩所期望的，同时也是其他人在实践中所做的。

她在入院前六个月时怀孕了，四个月时流产。

像所有这样的家庭一样，这个家庭也一直被各种丑闻和流言蜚语的阴影所困扰，人们对他们有各种各样的说法、想法等。而鲁比的怀孕加剧了这一切。鲁比认为人们会议论她，她的家人也知道他们事实上会议论她，但当她告诉他们这件事时，他们却试图安慰她，告诉她别傻了、不要乱想、当然没有人议论她。

这只是让这个女孩不解的众多谜团之一。

还有其他一些谜团。

在她思想无法集中的偏执状态下，她说她觉得母亲、姨妈、姨父、表哥都不喜欢她，经常找她的碴、嘲笑她、看不起她。而当她又恢复了"健康"时，她会为自己有这么可怕的想法而感到非常懊悔，并说她的家人对她"真的很好"，说她有一个"充满爱的家庭"。

事实上，他们给了她一切理由，让她因为自己这样看待他们而感到内疚，表达她认为他们不爱她而体验到的沮丧和恐惧。

不过，他们以强烈的语气告诉我们，她是一个荡妇，不比妓女好多少。他们想让她因为察觉到他们的真实感受而认为她自己很坏或疯了。

她以一种内疚的心态怀疑他们不想让她待在家里，于是突然大发雷霆，指责他们想要摆脱她。他们问她怎么能想这样的事情。但他们确实非常不愿意让她待在家里。他们试图让她认为，他们想让她待在家里，如果她认为他们不想让她待在家里（事实上他们确实不想让她待在家里），他们就会让她感觉自己疯了或很坏。 *117*

当她怀孕时，这些令人非常困惑的态度开始发挥作用。

他们一听到鲁比说这件事，妈妈和母亲就把她带到起居室的卧榻上，一边想把热肥皂水灌进她的子宫里，一边含着眼泪以指责、怜悯、报复的语气告诉她，她是一个多么愚蠢的人，她就是一个荡妇，她把事情弄得多么糟糕（就像她妈妈一样），那个男孩是一头猪（就像他父亲一样），她做了多么丢脸的事，历史在重演，还能有什么别的指望……

这是她第一次清楚地知道自己的亲生父母。

后来，鲁比觉得"人们"在贬低她，而且这种感觉变得越来越真实。正如我们在前面指出的，其他人告诉她，这全是她的胡思乱想。他们告诉我们，每个人对她的"想法"都"非常宽容"。她的表哥最诚实。"是的，大多数人对她很好，就好像她是有色人种一样。"

全家人都因羞耻感和丑闻而感到窒息。他们一边一次又一次地向鲁比强调这一点，一边又告诉她，她觉得别人都在议论她，这其实只是她的想象。他们的生活开始围着她转。他们对她照顾有加，但同时又指责她娇生惯养。当她试图拒绝他们对她的娇惯时，他们说她不知感恩，说她需要他们、她还是个孩子，等等。

鲁比觉得她姨父不爱她，他想摆脱她，这种想法让她觉得自己不仅疯了，而且太坏了。她母亲和姨妈一再告诉她，他会为她做任何事情。她姨父当然对她很有感情。

我们对她姨父的第一印象来自她母亲和姨妈，她们说他是一个非常好的姨父，他爱鲁比，他对鲁比来说就像是一个父亲。她们向我们保证，他会尽他所能地让我们了解鲁比的问题。[①]

据她姨父、母亲和姨妈所说，他一次又一次地告诉这个女孩，如果她不"改过自新"，就要把她赶出家门。我们知道有两次，他真的让她离开家门，她就真的这样做了。但当她当面说他曾把她赶出家门时，他否认了（虽然没有对我们否认这一点）！只有在他妻子和儿子不愿在我们面前支持他的说法时（不过他们在鲁比面前显然是支持他的说法的），他才承认他对她发了脾气，他生气时骂了她，但他真的不是故意的。

他姨父颤抖着声音告诉我们，她是怎样动手挑逗他，她的手是怎

---

① 然而，在任何一次预先安排的访谈中，我们都没有见到他。在研究期间，我们共预约了六次在双方都方便的时间进行访谈，但他每一次都失约，他要么没有给我们任何通知就失约，要么在距离约定访谈时间不到 24 小时才通知我们。我们只见过他一次，那一次还是我们没有事先通知就去了他家里才见到他的。

样在他的裤子上摸来摸去，他是怎样因此而大为震惊的。

他妻子冷冷地说，他当时没有给人很震惊的印象。

鲁比显然不知道她姨父不喜欢被拥抱和抚摸。她以为他喜欢这样——她这样做是为了取悦他。

不是仅仅在这一个方面，而是在她生活的所有方面（她的衣着、言谈、工作、朋友）——这个女孩都受到了许多不解谜团的影响。

下面我们将呈现一次家访的概要，揭示其中的一些谜团。

这家人住在一个人人都认识的工人阶层的小街道上。

我们先单独见了母亲：她说一切都好，鲁比也非常好，等等。一切都没有问题。

然后，我们单独见了她姨父。他大肆地谩骂了一通。

姨父：那个女孩——我为她做了那么多——她忘恩负义。我很想把她赶出去。她都干了些什么？她总是骂人——脏话太可怕了。

我们：她说了些什么？

姨父："粗俗的话"（bollocks）（动了动嘴唇）——因为我告诉她不要在我身上摸来摸去。这种话——我不知道她从哪里学来的。她不会让我安安静静地待着——她总是在我身上摸来摸去，就像这样，用手在我身上抓来抓去。她知道这会让我紧张，但她就是故意这么做。我不会像她母亲和姨妈那样纵容她。她让她们围着她转。她要什么，她们都给她，把茶给她端到床上，为她做一切。她被宠坏了。她要什么都能得到。她认为她做什么事情都不会受到惩罚。如果我纵容她，她就不会再抓我，但我不会纵容她。

我们：她母亲说一切都好。

姨父：她母亲说一切都好？——我坦白地说，你不能在意她或她姨妈说的话。事实相反，她一直以来都被宠坏了，很不听

119

话。甚至在她接受如厕训练的时候，她们试了几个月想让她坐在马桶上如厕，但她们一放开她，她就会跑到别的地方大小便。我再给你们举一个例子：她小的时候，我经常带她还有我儿子一起出去。我们去坐公共汽车，我会说，"过来坐到爸爸旁边"，但她就是不过来。她会过去坐到公共汽车的另一边，就是不听话。还有一件她会逃避的事情是考试。她从不参加考试，她会在考试前一天晚上就躺在床上。她会说她生病了，她想呕吐，就不参加考试了。

我们：那她怀孕呢？

姨父：怀孕？这太让我震惊了。我几乎一夜之间头发就变白了。这是我对她最后的期望。我一直对她说，任何男人试图对她做那种事情，就挖掉他的眼睛。我过去经常把她的照片带到办公室——她以前很漂亮，但现在看起来很糟糕。我过去经常为她的长相感到骄傲。我会把她的照片带到办公室给同事看，我的同事们说："真是个漂亮的小姑娘。"我说："看看，任何男人试图做那种事情，她就会挖掉他的眼睛。"这是一件糟糕的事情。没有任何开脱的借口。

然后，我们一起见了母亲和姨父。我们把姨父刚才说的话告诉了母亲。她狠狠地打了他一下。

母亲：事实上不是她被宠坏了。你才是被宠坏了的那个，你和阿利斯泰尔（Alistair）都被宠坏了。我和佩吉（Peggie）一直为你们做事。你比她更娇生惯养。

而且，她还指责他比鲁比更焦虑紧张。姨父听到这种指责大吃了一惊，哑口无言。

姨父：嗯……我紧张吗？——我不紧张，我有钢铁般的神经。好吧，我有点紧张，也许就是这样——紧张（浑身发抖）。

我们问了她母亲关于鲁比抚摸她姨父的事，这件事让她姨父非常愤怒。

母亲：抚摸？是的，她总是抚摸她姨父。她这样做让人很生气，但她没有恶意。她一直都是这样对她父亲。他很爱跟她闹着玩。

姨父：是的，她过去经常抚摸他，拍他的腿。我曾看到她拍他的腿，直到拍得通红，而他就只是坐在那里，哈哈大笑。他似乎很喜欢她这样做。这让我很恼火。我不是那种爱玩闹的人，甚至跟我儿子也不玩闹。

母亲：哦，但你有时会跟我还有佩吉一起玩。鲁比她是一个好女孩。

姨父接着提出了另一个问题。

121

姨父：另一件很烦人的事情就是她敲门的方式。她不会像普通人那样敲门。她会这样砰砰砰地大声敲。阿利斯泰尔不这样——他会好好地敲门。

母亲：哦，阿利斯泰尔也砰砰砰地大声敲门的。

当母亲和姨父围绕鲁比的争吵开始缓和时，他们之间关系的另一个方面就显露了出来，他们开始逐渐地发展成了盟友。

母亲：当然，你知道我的麻烦。我过得有多艰难。

姨父：是的，她是过得最艰难的那一个，不是鲁比。

母亲：是的，我父亲不让我跟这一切有任何关系，但我来这里是为了跟佩吉、吉姆（Jim）在一起。

姨父：是的，我们支持她。

母亲：我在这里有一个房间，里面有我自己的家具。

在这种结盟的氛围中，母亲接受了姨父在阿利斯泰尔和鲁比之间挑拨离间的方式。

姨父：阿利斯泰尔是个勤奋好学的人。他刚刚通过了另一场考试。他喜欢安静坐着看书——鲁比不这样。

母亲：是的，她在学校的表现从来都不是很好。她总是说："我真希望自己像阿利斯泰尔那样聪明。"她过去在考试前的状态总是很糟糕。她会生病。有一次我去见校长，他说他的女儿和我女儿一样，但他说，就算是把她（他女儿）拖出家门也要让她参加考试。鲁比15岁时生病了，她非常害怕考试，于是喝了香水。你不知道这件事，是吗？

姨父：是的。

母亲：她说："我喝了香水。会发生什么？"我说："别担心，鲁比，过来把你的嘴巴洗干净。"她那一次非常害怕，跑到了街上。她把套头衫系在脖子上，穿上她的短衬裤，然后套了一件大衣。她跑到街上，然后——她不知道自己要去哪里。后来一个男人把她带了回来。

我们把话题拉了回来：在我们到达之前，鲁比是（如她姨父所说）否（如她母亲所说）制造过"麻烦"？

母亲：鲁比今晚闹事了吗？没有。

姨父：哦，你当时不在那里。我们在看电视，她一上来就闹阿利斯泰尔。他和我一样不介意，但这还是让他有点生气。有时候他也会闹回去，他们会在一起玩游戏。

随后，她表哥加入了我们的访谈。

她姨父（他父亲）立即向阿利斯泰尔求证，他认为，鲁比不顾他的意愿抚摸他，鲁比被宠坏了。

表哥：她会从你开始，当你想做其他事情的时候，她就会抚摸你。

姨父：是的，而且她总是问各种问题。

表哥：是的，她想了解剧中人物的各种情况——他的名字、他的职业、他的宗教，等等。抚摸会让我紧张，但抚摸不全是她的错，不过，她知道这会让我紧张，她就不应该这么做。

姨父：是的，没错。

表哥：她娇生惯养。她太随心所欲了。

姨父：我说什么了？

这时，姨父和表哥之间显然建立起了牢固的联盟，而且这种联盟正处于兴盛阶段，而母亲看起来显然是被碾压了，于是我们让鲁比的姨妈（姨父的妻子、母亲的姐姐、表哥的母亲，化名*母亲*）加入了访谈。

阿利斯泰尔开始变得更具扩张性，并变得有些失控。他开始批评他母亲和姨妈对待鲁比的方式，奇怪的是，她们竟然表示赞同。

表哥：她自己的事情应该让她自己做。她优柔寡断。你们不允许她自己做决定。都是你们为她做好了决定。如果不允许她在一些小事上自己做决定，她就学不会在大事上做决定。

姨妈：是的，她不会做任何决定。你还记不记得她离职的事情？我认为她应该这么做，你认为她应该那么做。

母亲：是的，我认为她应该那么做，但你是对的，佩吉。

姨妈：是的，所以我就告诉她了，但她不肯做。我无法让她理解我的想法。

姨父：没错。她总是期望别人为她做决定。

表哥：她不会参加任何考试。她总是在考试前生病。她不会做任何决定。

姨妈：但考试过后她就能把事情做得很好。你还记得她跳舞吗？史密斯太太说："有趣的是，她不愿参加考试，但她现在能跳得很好。"那一次考试她什么都写不出来，但后来她写了，而且写出了她应该写的所有东西。

姨父：不记得了，我可能没有恰当地表达我的想法。她并没有在考试前装病。她努力工作，所以生病了。哦，我不会说她是故意这样做的。

我们问阿利斯泰尔，他是否觉得鲁比是"被偏爱"的那个。

124

表哥：偏爱？我想她会觉得我才是被偏爱的那个吧。嗯，我会坦白地说，我想，公平地说，我是祖母眼里的宝，而且，我想鲁比也感觉到了这一点。

姨父：我对他们一视同仁，没有区别。

姨妈：他们一人有什么，另一个也会有。

母亲：是的。

我们问他对她怀孕一事有什么看法。

表哥：怀孕？我对她没有任何不满。这种事可能会发生在任何人身上——好人、受尊敬的人、我的朋友。我对她怀孕没有不满，但她的态度——随意、不在乎——让我震惊。

姨父：是的。

母亲：这太令人震惊了。我当时刚收到她父亲寄来的一封信，我说："鲁比，我要给你一个惊喜。"她说"我也要给你一个惊喜，我有麻烦了"——哦，这太可怕了。

姨妈：是的，当时我也在。我说："别开玩笑，鲁比，这是一件严肃的事情，你怎么能在这个时候说这样的事呢?"她说："我没有开玩笑。"太震惊了。我们赶紧把她送到了医生那里确认。

姨父：是的，我带她去的。我们必须弄清楚。

母亲：是的。

表哥：我一点也不惊讶。我表妹伊迪丝（Edith）也参加了那次派对，几天之后她对我说："你应该看好鲁比。"我没让她接着往下说，因为当时还有其他人在场。我没有把这件事告诉任何人，因为我不知道这是不是真的。伊迪丝是个惹是生非的人。但正如我所说，这种事可能会发生在任何人身上，但让我震惊的是她的态度。那个家伙太蹩脚了。他应该受到指责。他跑来跟我说要娶她，但他要求我们不要告诉他的父亲。我相信他还打过她。

母亲：是的，她以前给我看过瘀伤。

姨父：他是个蹩脚的家伙。

母亲：但她说，尽管如此，她还是喜欢他。

姨妈：事情经常都是这样。一些人对他们非常不好，但他们依然喜欢他们。

姨父：是的。

我们询问了一些邻居的情况——其中有一个最为重要的问题需要澄清——因为鲁比的"病"在很大程度上表现为她所谓的妄想，即她觉得"整个街区的人"都知道她的事，都在背后议论她，而在她面前又假装什么都不知道。

母亲：邻居们，没有。没有人说什么。

姨妈：是的，邻居们都很乐于助人。他们都非常友好。史密斯太太说："不必让鲁比一个人待着。我会一直替你照顾她的。"我们还一起谈论过要给鲁比找一份工作。我们这里的社区邻里之间关系很亲密，每个人都会帮助其他的人。他们都对她很好。他们都很关心她的幸福。没有人跟她说过一句关于她生病或进医院的话，一句都没有说过，没有任何流言蜚语。我不知道为什么鲁比会认为邻居们在议论她。

姨父：没有。

母亲：没有。

姨妈：鲁比有一次问我，如果邻居们知道了她住院的事，会不会议论她。我说"当然不会"。鲁比不是那种藏得住事的人。

125

她会把自己的事告诉所有人，她会这么做的。

母亲：是的。

姨父：是的。

姨妈：记得有一次她要去看她的琼姨（Auntie Joan）。她去理发店时就把这件事告诉了理发师，然后我就听威廉姆斯太太（Mrs Williams）说——"我听说鲁比去看她的琼姨了"——不，她就是藏不住事。但邻居们不会说三道四。他们非常友好。不管她什么时候从医院回来，他们都会向她问好："你好，鲁比，又回家啦?"——从来都没有人对她不友好。

表哥：他们不会当着她的面议论她。他们对她很好，但私下里会大肆议论她。就好像她是生活在那里的有色人种一样。没有人会当着她的面说一句针对她的话，但她不在场时，他们就会说三道四。他们都在背后大肆地议论她。

在这种充满了矛盾归因、不一致意见、多重分歧（有些是公开的，有些不是）、就连我们也无法从整体上思考的情况下，鲁比分不清什么是事实、什么不是事实，她无法一致地感知她与自己的关系、她与他人的关系，或者是他人对彼此的看法、他人对她的看法。

6 号家庭：菲尔德一家

≫ 临床视角

琼·菲尔德（June Field），15 岁，因紧张性木僵入院。据说，她直到六个月前人格开始改变时才出现精神症状。她在家里突然变得很粗鲁，表现出极强的攻击性，并放弃了以前的兴趣爱好。她不再玩游戏、去教堂或与人交往，甚至不再和她最要好的朋友出去。入院前三天，她开始严重失眠，变得越来越焦虑不安，总抱怨有各种声音在威胁她，说她已经毁灭了世界。在医院里，她僵硬地躺在床上，拒绝进食，也不说话。当被问及一些关于她自己的事，她也只是怀疑地看着提问者。最为紧迫的护理问题是她拒绝进食，于是安排她母亲来喂她。这很管用，不到一周，她就自己进食，也开始说话了。从临床的角度看，她表现出了一些特征，如脱离外部现实、姿势和动作僵化、思维障碍（模糊、思维阻滞）、情感淡漠、思维和情感不一致、奇怪 的妄想（例如，她被毒死了，她遭受了酷刑，她父母死了，她毁灭了世界，她伤害了为她而死的人）等。

≫ 研究结构

她的家庭成员包括她父亲、母亲、琼、她姐姐西尔维娅（Sylvia，

19 岁），以及年纪太大而不能接受访谈的祖父。

访谈对象	次数
女儿	14
母亲	11
父亲	1
姐姐	1
女儿和母亲	4
女儿和父亲	1
女儿和姐姐	1
父亲、母亲和女儿	3
母亲和姐姐	1
	37（合计）

这表示我们对这个家庭进行了 28 个小时的访谈，其中 16 个小时进行了录音。

我们关于这个案例的资料涵盖了琼以下几个生活阶段：

阶段	证据
1. 从出生到入院前的夏天（在那个夏天，母亲第一次觉得琼生病了）。	母亲、父亲、姐姐、琼、校长的回忆
2. 从夏天到六个月后琼明显处于一种精神病状态从而入院。	家人 校长 两位全科医生
3. 四个星期，琼进入崩溃状态。	
4. 三到四个月：恢复期，在此期间她经历了一个轻度躁狂的时期。	研究时期
5. 现在：完全临床恢复期。	

129

》 家庭状况

第一个阶段

以下事实部分得到了母亲、父亲、琼和西尔维娅的一致证实。她父母对琼前十四年生活的看法一致。不过，他们对第二个阶段的看法就不一样了：她母亲认为琼生病了，但她父亲并不这样认为。西尔维娅毫不掩饰她对琼的厌恶，对于琼前十年发生的事情，她一点都不记得。

访谈者：你能给我们介绍一下琼的童年生活以及你们的家庭情况吗？

母亲：好的。嗯，琼出生时——她是个可爱的婴儿，体重将近 6 千克。她快 2 岁时，我们发现她先天性髋关节脱位。我们把她送到了医院接受格林先生（Mr Green）的治疗，她贴了两年的蝴蝶状石膏，之后做了相应的调整，我每三个月会带她去一次，两年后，格林先生让她开始走路——你知道的，用夹板，我现在忘了那个东西叫什么名字了——不过，这无关紧要。她的左脚——她的左脚是患侧，她的鞋上必须加一块钢，右脚的鞋上也相应加了一块铁，因为体重的问题，她就这样穿了两年。不过，她非常开心，很快就学会了穿着这块铁走路。正如我所说，她一直都是个非常快乐的孩子，她给我们带来了很多欢乐。然后她就去了学校，当然，她不能和学校里的其他孩子坐在一起，因为她是个大孩子了，而且，你看，她穿着这块铁没法把腿放到桌子底下（轻轻笑了一下），这块铁她一直穿到 6 岁。然后，格林先生说她可以脱掉这块铁，可以慢慢地学走路了。当然，我就经常带着她走路。她**一直**跟我在一起，我一直带着她，从未离开过她。然后她就学会了——她脱掉那块铁之后就开始骑三轮脚踏车，我问格林先生这对她是否有帮助，你知道的，因为她过去一直都不用她的左腿，但现在，你看，现在她的左腿一点都不能闲着，她骑车，她骑车上学，她还能游泳、玩游戏。我们所有人非常幸福地生活在一起。我还有一个女儿——西尔维娅，19 岁了，我们家里还有个 93 岁的爷爷，那是我丈夫的父亲——他是一个非常快乐的老人，一个非常好的老人。家里还有我丈夫，他是一个很安静的人，已经退休了，家里还有我自己。我整天都在家。琼总是回家跟爷爷还有我一起吃晚饭。我丈夫和西尔维娅通常傍晚下班，然后回家吃饭。

访谈者：这就意味着琼的童年生活和西尔维娅的童年生活完全不同——部分原因是她的先天性髋关节脱位——是吗？

母亲：哦，是的，医生，完全不同，因为，嗯，你看，她小时候不能走路。你看，我把琼推到东推到西推了四年的时间。你看，她第一次穿上那块铁的时候，格林先生说："嗯，琼现在要开始学走路了。"嗯，之后每天早上9点，我都会把她带到附近的公园，我会用小推车把她推到那里，然后带她到栏杆边，抓着她的一只手，然后，她就慢慢地学会走路了。她学得很快，很快就学会了一个人走路。确切地说，她用了五个星期的时间学会的，然后就真的可以一个人走路了。然后，她就一个人走了一小段路，她走得不太远，因为她说已经够了。嗯，一旦琼说已经够了，我就会把她抱回小推车里。我不想让她因此而承受太大压力。

访谈者：所以，在我看来，这意味着她和你之间的关系自然要亲密得多——

母亲：哦，是的，她一直跟我在一起，一直都是。嗯，当然，我不离开她，是因为她穿着那些铁块，我怕她会摔倒之类的。事实上，她确实摔倒过，还把大门牙摔掉了。但她也和其他孩子一起玩——有我的侄子比利（Billy），当然还有西尔维娅，我知道西尔维娅年纪要大一些，但我们过去都是带琼出去，因为我不管去哪里都会带着她，一直都是这样。我当然会这么做。我从来没有离开过她。你看，当琼打石膏时，我不会把她放在地上，因为石膏很快就会磨坏（微笑）。我会把她放在床上，你看，就像这样（演示）——然后我——她身上系了一条很好的皮带，因为她一直都是个非常强壮的孩子，我有一条牵狗绳，我就给她系上了牵狗绳，然后，琼就可以自由地爬上爬下、爬来爬去，她爬不太远，但一直都能爬上爬下的。她在这张床上跳得太厉害了（大笑），以至于两年不到这张床的所有弹簧都没用了。她并不是一直都待在床上，因为正如我所说，我一直会带她出去。我们过去经常带她去花园，如果是夏天的话，我会在花园里的树下铺上毯子，然后把她放在毯子上，我会拿一根绳子，一头系在她身上，另一头绑在树上，这就意味着她可以在树下绕来绕去，但爬不到水泥地上。因为她打着石膏——嗯，石膏不那么结实，你知道的，如果在水泥地上磨来磨去，很快就会磨破。你看，中间有这样一根封条，这是一种蝴蝶状石膏，它每一次都会延伸出来更多。琼一旦把它拿下来，她当然就会抓着这个石膏，抓着这根封条，她几乎整个人站在上面摇来摇去，她可以很容易地做到这一点。有一天一大早她就把石膏弄出来了，于是我不得不带她回医院再打一个。就像我说的，她一直都是个充满活力的孩子，她一直都是个快乐的小女孩——不是吗，琼？

琼： 嗯。

母亲： 是的，你是的，亲爱的。

菲尔德夫人兴高采烈地讲述着。她的讲述方式和不寻常的内容揭示了一样多的东西。有人会注意到，菲尔德先生不是菲尔德夫人世界里的一个有效人物。当她怀疑琼的腿有毛病时，她咨询的第一个人是她的姐姐。直到琼被送进医院后，她丈夫才知道这件事。这就是独特之处。同样值得注意的是，菲尔德夫人不仅否认了她自己的不幸，而且否认了琼的痛苦。这也是独特之处。

在所有关于琼的童年生活的讨论中，菲尔德夫人从不改变她对琼童年的看法——她是一个可爱的孩子，是一个非常快乐的孩子，充满活力和深情（后一种看法没有出现在上两段摘录的对话中，不过在其他地方经常出现）。

菲尔德夫人不仅从不说一句让人觉得琼有时会做一些对她母亲来说很痛苦的事情的话，而且说她"很可爱"；说她很可能会感到不快乐、难受、痛苦，但也非常快乐；说她不仅安静，而且充满活力；说她不一定总是充满深情，但她积极的归因方式从未改变。她对琼从出生到 14 岁的看法固定不变，对任何人来说，这无疑都是一种非常狭隘的看法。它不受琼与之相反的直接对抗的影响。她给琼施加了强大的压力，让她接受这就是她自己实际的样子，如果琼不同意，她就会攻击她的生活。这种看法是永恒的。就像菲尔德夫人反复说的："这不是我的琼。我不理解现在的琼。她过去一直都是个非常快乐的孩子。她过去一直都是个很有活力的孩子。"①

在整个研究的过程中，除了一次例外情况（参见边码第 142 页，她认为琼"很邪恶"）外，菲尔德夫人对琼仅有两种看法。琼要么是"我的琼"（她是快乐的、充满活力和感情的），要么是她生病了。

这就将我们带入了第二个阶段。

第二个阶段

琼是在冬天住院的，在那之前的夏天，琼自 2 岁后第一次和母亲分开（她 2 岁时因髋关节状况而住院六个星期）。这一次她是去参加教堂举办的一个女子夏令营。在所有女孩的母亲中，只有菲尔德夫人陪琼去了营地。在离开母亲的这一个月里，琼发现了许多关于她自己及他人的事情，但不幸的是，她和最要好的朋友闹翻了。她意识到自己在性方面的力量比以前强大了很多。

母亲认为，自她从营地回来，她"不是我的琼了。我不认识她"。

———————————

① 精神病学理论有一个奇怪的特点，那就是，一个人若以此种方式对自己持有这样一种观点，就会被认为是轻躁狂，但如果这个人对另一个人持有这种观点，并试图将另一个人融入这种模式中，则没有通用的术语来描述他或她。我们有临床术语来描述患有障碍的人，但没有术语来描述**不安的**人（disturbing persons）。

下表列出了菲尔德夫人所描述的琼在与母亲分离前后的不同 *134*
品质。

分离前	分离后
一个可爱的女孩	看起来十分丑陋 化着可怕的妆 变胖了
一个非常快乐的女孩	不快乐
充满活力	寡言退缩
总是什么都告诉我	不会告诉我她的想法
晚上会和爸爸、妈妈、爷爷一起坐在房间里	待在她自己的房间里
以前喜欢和爸爸、妈妈、爷爷打牌	更喜欢读书或者玩游戏，但没什么精神
学习太努力了	学习不那么努力——学习不够努力
一直都顺从听话	变得粗暴无礼（例如，有一次说母亲是一个骗子）
彬彬有礼	狼吞虎咽 不会等人到齐了才开始吃饭
相信上帝	说她不相信上帝 说她对人性失去了信心
善良	有时候看起来很邪恶

她母亲对这些变化感到非常震惊，从 8 月到 12 月，她先后向两位医生还有琼的校长咨询过她的情况。这些人都认为琼没有任何异常的表现，她姐姐和她父亲也认为没有。但菲尔德夫人不能让她一个人待着。

很重要的一点是要意识到，菲尔德夫人对琼的描述当然从来都不符合事实。琼的母亲完全不了解她的整个生活。她容易害羞，显得局 *135*
促不安，她对自己没有信心，但从她的年龄来看，她的个头算是挺高的，她积极参加游泳和其他运动，以控制童年时期长期的残疾状况

（她直到 10 岁才最终摆脱卡钳的束缚）。虽然她很积极，但她并不独立，因为就像她告诉我们的，她大多数情况下顺从她的母亲，她很少敢反驳她。不过，她 13 岁开始跟男孩子约会，她会假装自己在教堂俱乐部，但其实是跟男孩子出去约会了。

从营地回来后，她第一次开始用平常的标准来表达她对自己、母亲、学业、上帝、其他人等的真实感受，发现确实非常压抑。

她学校的老师们欣然接受了这种变化，西尔维娅以一种普通姐妹情谊的态度看待这种变化，而对她父亲来说，这似乎是生女儿让他烦恼的一部分。只有她母亲认为这是她**生病**的一种表现，当琼在圣诞节假期及之后的日子里表现得越来越孤僻退缩时，她觉得她的这种看法得到了证实。

她母亲对那些导致琼处于几乎完全不动的被动状态的事件的看法是这样的：琼从 8 月起就开始生病了。她的人格发生了潜移默化的变化，她在家里开始变得粗暴、好斗、无礼，而在学校，她却开始变得孤僻、怕羞。由此可见，母亲往往是最了解自己女儿的人，她可能比其他人（父亲、姐姐、老师、医生）更早发现女儿开始出现精神分裂症的症状。

第三个阶段

这是琼表现出临床上的紧张症的阶段，她母亲像照顾婴儿一样地照顾了她三个星期，这是我们直接观察到的她们之间关系最为和谐的阶段。

从我们的角度看，直到琼开始恢复，她们之间的冲突才开始显现。

第四个阶段

在恢复期，琼所取得的几乎每一点进步（在护理人员、精神科社工、职业治疗师以及我们自己看来是进步）都遭到了她母亲的强烈反对，对于琼和我们所认为的进步，她都始终如一地认为是退步。

136

这里有几个例子。

琼开始主动地去做一些事情。她母亲对任何这样的表现都非常震惊，而她之所以如此震惊，要么是因为琼不负责任，要么是因为她觉得不事先询问一下就做事情不是琼的风格。这并不是说琼做的事情有什么错，而是她没有事先征得许可。

访谈者：你觉得琼这个周末有什么问题吗？

母亲：嗯，比如周六那天，琼想去青年俱乐部——嗯，她去了青年俱乐部，没关系，我不介意她去。嗯，我进去照顾爷爷，然后我看到琼和两个男孩从那边的路上走过来，她没有穿外套——琼这个周末感冒得厉害，你知道周六那天有多冷——所以我当然就走了出去，在后面喊住了她，问她准备去哪里，她说要和埃里克（Eric）一起去参加教堂大厅举办的舞会。嗯，我对此**一无所知**。

琼：（提高了声音）嗯，我也是出去后才知道的。

母亲：是的，我知道，但我希望琼你能**来跟我说一声**你要去哪里。

琼：嗯，我会准时回来的，就像我去普通的青年俱乐部，然后回来一样，所以我没有任何理由——

母亲：你根本就不会回来。

琼：（愤怒）我**会**回来的！

母亲：琼，你**不会**的。你不可能在平常回家的时间从舞会上回来。

琼：好吧，我不知道。我过去都是九点就从别的地方回家。

母亲：而且，你不管怎样都没有钱去参加舞会什么的——

琼：嗯，埃里克会借给我一些，不会有事的。

父亲：你看——

母亲：你看，你怎么知道埃里克想带你去那儿？

琼：嗯——

母亲：你去他家，琼去他家——找他出来——

琼：嗯，他无论如何都会来，因为他总是周六来。

母亲：是的，但他不去青年俱乐部，而是去教堂大厅。

琼：（生气了）是的，我**知道**——但你也不必跟我说一千遍。

母亲：我就是这么想的——你看，我不知道琼在哪里。

琼：嗯，我会准时回来的，就像我去青年俱乐部，然后回家一样，所以我觉得没有任何理由告诉她。

母亲：不管怎样，琼——你自己知道，当你觉得累了，你就会打瞌睡——不是吗？

琼：嗯。

母亲：你就会打瞌睡。嗯，我不能让你在那里打瞌睡，然后睡着——

琼：（在母亲说话的同时，她就像没听见一样）……嗯，我总不会在舞会上睡着吧？你说的什么话？

母亲：嗯，我不知道你做了些什么，我只知道你回家就睡了，睡得很死——看看上个周末——周五整个下午、周六整个下午和晚上、周日下午，你都在睡觉，到周一，你才完全没事。你看，我不知道你是否会打瞌睡。

琼：我不会在舞会上那样做的，我感觉非常好——

父亲：是的，但是——

母亲：不管怎样，周六你**本**想上床睡觉的，不是吗？我说，"哦，我们先去散会儿步，然后你就可以上床睡觉了"，之后你便决定要去青年俱乐部了。好吧，这完全没关系，只要让我**知道**琼在哪里，我就不介意她去。

母亲在医院门口看到琼和一个叫罗宾（Robin）的年轻男病人在一起。

母亲：嗯——比如今晚琼和罗宾在门口，好吧，这都没关系，他们手挽着手——不是手挽着手——是琼挽着罗宾的手，罗宾没有挽她的手（开怀大笑）——他只是希望琼跟我们一起来。

琼：他是半拖着把我带到那里的，不是吗？

母亲：是的，嗯，他知道你来是对的。我觉得他能照顾你真是太好了——就像那样。

琼：他能照顾他自己，我能照顾我自己。

母亲：你能吗！

特别值得一提的是，当菲尔德夫人含蓄地（而不是直接地）提出问题时，我们很难明确地知道她在说什么。

访谈者评论了她有关罗宾的担忧。

访谈者：我认为，菲尔德夫人觉得琼现在有点想跟男孩子在一起，而这些男孩子可能会占她的便宜，我觉得这是非常——

琼：不，我认为他们不会这样做，我认为罗宾不会这样。

访谈者：不，这是你父母的感受，而琼觉得——

琼：嗯，那是因为罗宾在任何方面都从来没有对我不公平过。他一直对我很好，我也一直对他很好；但我不明白他们有什么好抱怨的。我认为这很——

母亲：我们没有在**抱怨**，琼，我们是**担心**。

琼：嗯，但我不明白你为什么要担心，因为，我的意思是，因为这在我看来似乎很愚蠢，我是说，我很好，罗宾对我也很好。

父亲：是的，但你看，琼，如果你和跟你同龄的男孩子在一起——

琼：嗯，他19岁，这没关系啊。

父亲：——但比你大，不是吗？

琼：是的，嗯，那我为什么不能和比我大的男孩出去呢？我不想和跟我同龄的男孩出去。

父亲：嗯，我还是男孩子的时候就经常这样。

琼：嗯，我知道，但现在情况不同了。

访谈者：你怕罗宾会占琼的便宜？

母亲：哦，不，我不怕，不怕，因为我见过罗宾，跟他谈过，他看起来真的是个很好的男孩。

琼：是的。

母亲：确实是一个非常好的男孩。不，关键不是这样，不是只有罗宾一个。我的意思是，琼会跟另一个男人一起去城里——杰克（Jack）或其他任何人——汤姆（Tom）、迪克（Dick）、哈利（Harry）或者其他什么人，我不知道那个人是谁（停顿）——我怎么知道他会不会对她负责？

140　　不久之后，她母亲又抱怨起了另一个男孩，因为他对琼来说太小了，而且责任心也不够强。

　　她母亲提供的另一个让她感到震惊的例子是，琼在早餐后又一次问都不问就吃了一块三便士的巧克力。

母亲：那是一天早上，我让琼去给她爷爷买一些剃须刀的刀片。嗯，我给了她两先令，商店就在拐角处，就在那边的拐角处，嗯，琼那时已经吃了一顿丰盛的早餐，她吃了两片培根、一个鸡蛋、面包、黄油、果酱，还有咖啡，吃过早餐后，我让她去买剃须刀刀片，她很乐意去买——然后她就去买了。但她得花一些钱来买巧克力，然后狼吞虎咽地吃掉。嗯，以前——前一周，我曾对琼说："琼，当你拿着钱——当我给你钱去买某样东西，我只想让你买那样东西，我不希望**你问都不问**一声就给你自己买一块巧克力。"当然，她进屋后就会（微微一笑）朝楼上跑，从她的存钱罐里拿出买巧克力花掉的三便士，然后把找回的零钱交给我——给你！但这根本就不是琼的做法。

母亲和父亲的看法偶尔会接近真相，但这种看法从未得到巩固。在接下来的这段对话中，他们一瞬间意识到，他们把琼塑造成了一个她正试图摆脱的僵化角色，他们正在打一场必败的仗。

父亲：西尔维娅没什么感情——

母亲：她不表现出来。

父亲：她好几年没有表现出任何感情了——现在，琼——

母亲：哦，她是最可爱的孩子——你真的可以爱琼，真的。

父亲：——但西尔维娅不会表达爱——我们从来没有期望过 *141*
西尔维娅会表达对我们的感情。

访谈者：不，西尔维娅比较矜持，不是吗？

母亲：她确实比琼更矜持一些。

访谈者：你为什么觉得她没有任何感情？

父亲：（微笑）嗯，西尔维娅她从来都不想被人亲吻之类的。

母亲：（微笑）不，不是西尔维娅。嗯，现在是琼不想这样。

父亲：不是现在。

母亲：哦，她曾对我说，"我不会亲吻你"（大笑）。但琼一直都是个非常有感情的孩子。

父亲：是的。

母亲：（伤心）但当然，她已经不再是一个孩子了。

琼的父母不给她零花钱，但他们告诉她，如果她说清楚她为什么要零花钱，他们会给她。毫不奇怪的是，她宁愿向别人借一点钱。她身上的钱不管多么少，都必须解释清楚。

这种控制持续了很长时间。有一次，琼没有征得父亲同意便擅自从他的钱包里拿了六便士去买冰激凌。他告诉他妻子，如果琼是偷了他的钱，那他就失去这个女儿了。还有一次，她在电影院捡到了一先令，她父母坚持要求她必须交出来放到桌子上。琼说，这太荒谬了，太把诚实当回事了，因为她自己如果丢了一先令，是不会想着把它找回来的。但她的父母第二天一整天都在说这件事，到了晚上，她父亲又一次走进的卧室对她劝诫了一番。

上面这样的例子还可以举出很多。它们集中体现了父母对琼刚显现出来但仍脆弱的自主性的强烈反应。菲尔德夫人称这种日益增强的独立性为"一次爆炸"（an explosion）。

第五个阶段

到目前为止，琼还在坚持她自己的观点。她母亲继续用极为矛盾的语言表达她对那些证明琼越来越独立的证据的看法。她对琼说，她化普通妆的时候看起来很丑，她大肆奚落琼希望所有男孩都对她感兴趣的想法，她把琼表现出来的任何生气或恼怒的情绪都看成"疾病"的症状，或者把它们解释为"邪恶"的代名词。

不过，琼似乎正在做出应对。她可以看出她母亲反对她独立——她认为她母亲是一个"可怕的夸张者"，她会巧妙地对她保守一些秘密，她觉得她有权保护自己的隐私，她很少通过迎合母亲的先入之见来神秘兮兮地表达感激之情，她意识到她母亲不理解她，她也没有因为意识到这一点而太过害怕。她对于父母为什么是这个样子，以及他们为什么需要用这样的方式来看待她有一定的理解。不过，她必须严格控制她自己，因为如果她大叫、尖叫、哭喊、咒骂、吃得太少、吃得太多、吃得太快、吃得太慢、读得太多、睡得太多或睡得太少，她母亲就会告诉她，她生病了。对琼来说，要冒不表现出她父母所说的"健康"的风险，需要极大的勇气。

7 号家庭：戈尔德一家

≫ 临床视角

我们的研究开始时，露丝（Ruth）28 岁。从 20 岁起，她已经住院六次，且这些年的大部分时间在接受住院治疗。在她生病的前十八个月里，医生对她的诊断在癔症和精神分裂症之间摇摆不定，但最终确诊为精神分裂症，这是不同医院不同取向的不同精神科医生的一致诊断。

这些年来，她表现出的症状有所改变，但医生一直描述她是偏执狂，易受不真实感的影响，且易受精神分裂症思维障碍的影响。有人说她有过自杀和抑郁的经历，有人说她有过自杀和过度兴奋的经历，有人说她愚蠢可笑。

无论是在医院进进出出还是"长期住院的精神分裂症患者"，随着时间的推移，其报告都像"长期精神分裂症患者"（long-standing schizophrenic）的报告一样，变得越来越刻板、简洁。

≫ 研究结构

露丝不住院时就跟她父母住在一起，她有一个 32 岁的哥哥，这个哥哥在她 14 岁的时候就离开家了。她父亲说，他同意他妻子所说的一切，并拒绝接受访谈，除非他妻子在场。

访谈对象	次数
露丝	6
母亲	2
哥哥	1
露丝和母亲	1
母亲和父亲	2
母亲、父亲和露丝	1
	13（合计）

这表示我们对这个家庭进行了 16 个小时的访谈，其中 13 个小时进行了录音。

》家庭状况

戈尔德先生和戈尔德夫人对露丝的人生历程有着同样的看法。一开始，他们的叙述似乎简单明了。不过，随着叙述的展开，我们将看到，露丝的"身份"（identity）在他们看来具有一成不变（a Pro-crustean bed，普洛克路斯忒斯之床）的简单性。有人可能会在这里谈论一种**一成不变的身份**（Procrustean identity）。

据他们所说，她的"崩溃"是突然之间发生的，而且无法解释。在那一刻之前，露丝一直都是个正常、快乐的孩子，从来没有遇到过什么麻烦。

> **访谈者**：她很小的时候有没有玩过这样一个游戏，她把东西扔到婴儿床或婴儿车边上，然后你把它们捡起来？

> **母亲**：没有，不记得了——我不记得她做过这样的事情，没有。

> **访谈者**：还有对她的如厕训练，她什么时候开始不尿在身上

的——不用尿布——她什么时候开始不用尿布的？

  母亲：我想是 2 岁吧。她所有方面都非常好，她不难带。当她得一些小孩子常得的小病时，总是非常轻微。我记得她和我儿子——他们俩一起扁桃体发炎时，她康复得非常快。

父亲完全赞同：

  访谈者：你妻子说她跟露丝早期的关系非常亲密。你觉得你和她的关系怎样？

  父亲：嗯，不如我妻子跟她亲近。女孩子自然和她母亲亲近些——但我一直都很关心她身上发生的事情——

  母亲：她一直都是个非常体贴的孩子。

  父亲：是的。

  母亲：她是一个很有礼貌的孩子，跟她在一起从来都不会让人焦虑。

还有一次：

  父亲：她是个**非常**乖的孩子。

  访谈者：一切都风平浪静？

  父亲：确实是风平浪静。

  母亲：是的。

而且：

  访谈者：你说露丝是一个很好带的孩子？

  母亲：她是个很好带的孩子。她是一个贴心的孩子，非常体贴，跟她在一起从来都不会感到焦虑。她小时候偶尔也会发脾气——嗯——你知道的，如果她不高兴，她就会哭着跑进来往床上一躺，在床上躺一两分钟，尖叫几声，哭一会儿，然后下床，一切就都过去了。

  访谈者：你会说她是一个很有感情的孩子吗？

146

母亲：很有感情。非常有感情。

访谈者：她跟你更亲近还是跟你丈夫更亲近？

母亲：跟我非常亲近，跟我非常亲近。

访谈者：你是说她跟你比跟你丈夫更亲近吗？

母亲：我想是这样，是的，是的。

因此，在上面的对话中，父母对小时候的露丝的描述是：非常乖，不难缠，非常体贴，很有礼貌，不会让人焦虑，很好带，非常贴心，如果她发脾气的话也只要一两分钟就过去了，非常有感情，跟她母亲很亲近。

他们赞许地说，她完全"顺从"。

到 20 岁的时候，她莫名其妙地开始变得抑郁沮丧起来，抱怨自己感觉"不真实"。她的行为也开始变得"无法控制"，从那以后，她就一次又一次地"生病"，不过在不"发病"的时候她依然可以保持原来的自我。也就是说，她依然可以表现得非常乖、不难缠、非常体贴等。

下面，我们更仔细地分析一下她父母所说的"她生病"是什么意思。

在她父母还有她哥哥看来，露丝"生病"的主要迹象是她对父母的辱骂和怨恨，以及无法控制的行为。

母亲：她有时候对我们恶语相向，有时候不这样——她现在不像她刚生病那会儿那样强烈地怨恨我们了。

访谈者：那是什么时候？

母亲：嗯，你知道的，她已经生病很多年了，她过去经常说这是我们的错，是我们想把她送进医院，是因为我们她才生病的，你知道的，她过去偶尔会对我们大发雷霆，但她现在不怎么怪我们了。

访谈者：你是怎么解释这样一种对你们的指责的？你是怎么

解释的？

母亲：嗯，我只是——我一点都没有解释，我只是——我意识到她生病了，精神出现了障碍，她不知道她在说什么。

访谈者：你知道她这样是什么意思吗——

母亲：因为她会对我们大发雷霆，你知道的，完了之后，她很快又会为自己做的事情道歉——"哦，对不起，妈妈，我不是故意的，我不是故意的"。

如果我们从露丝的角度来思考这种情形，就会回到这个问题上来。我们现在可以注意到，八年来，这样一种假设——她对父母的"辱骂和怨恨"以及她无法控制的行为都是疾病引起的——不仅是她的家人提出的，而且也是那些为她"治疗过"这种"病症"的精神科医生提出的，而且，据我们所知，这种假设从未遭到任何人的怀疑。

当她"发病"的时候，她还会穿上"奇怪的衣服"，并试图"模仿"她当作家的哥哥。

访谈者：你觉得露丝各方面都做得好吗？

母亲：是的，是的。

访谈者：没有遇到什么困难吗？

母亲：完全没有。只有在她生病的时候，你知道的，当她生病的时候，她会衣着怪异，还试图模仿作家的样子。

她的哥哥意识到，正如他自己所说，他父母是非常"有局限的人"。他已经"趁他们不注意逃了出来"。他们在某种程度上已经适应了他的"艺术"追求，但他们看不到露丝在这方面的倾向有任何的合理性。他们对"艺术类"事物——文学、绘画或音乐的态度体现在了下面的对话中。

母亲：曾经有老师教我弹钢琴——我讨厌弹钢琴，但却被迫 *148*
练习，我学了很多年，过去经常和我的音乐老师一起去听音乐会，我一直讨厌弹钢琴。

父亲：嗯，我认为一个会演奏乐器的人——就像一个学手艺的人——而艺术家是非常抽象的。

母亲：我的意思是说，今天的艺术很危险。

父亲：太危险了。

至于绘画，

父亲：我想你已经注意到我正在看那张画，但我不会为世界上最好的画大喊两声。但你知道的，我儿子会，如果你和一个偶尔来看你的人住在一起——你便会明白他们谈话的要点，这就是我有点感兴趣的原因。

所以，当露丝"发病"时，她会穿上"奇怪的衣服"，并"模仿"她的哥哥。

访谈者：她说了什么话、做了哪些事，从而让你觉得或认为她生病了？

母亲：我知道她什么时候发作——什么时候开始发病的。

访谈者：是的，你能告诉我你当时看到她说了什么、做了什么或者她的行为是怎样的吗？

母亲：嗯，就是很奇怪——就是不对。她穿得也不得体。她发作时穿上了她能找到的最奇怪的衣服。

访谈者：但她是不是在做——比如说带了一个年轻男人回家——她穿成那样在当时是不是看起来很奇怪？

母亲：是的。这是她过去发作时发生的事情。已经很久没有发生了。

访谈者：什么样的衣服——你能描述一下吗？

母亲：好的，嗯，她过去经常找彩色的长筒袜，穿上她平时不会穿的各种奇怪的东西。这不是她。

正如我们将看到的那样，露丝表现出了其他"无法控制的"行为，但如果没有注意到露丝的父母直接对她所做的某些具体的相互矛盾且非常重要的归因，就不可能进一步展开我们的论述。

她母亲告诉我们，露丝在"生病"之前曾有很多朋友，她以前经常参加社交活动，经常去俱乐部，但现在——

> **访谈者**：她现在一点社交生活都没有吗？
>
> **母亲**：也不尽然。她常常和年纪大的人混在一起，她有一个女性朋友——她们会一起出去——她偶尔会和这个女性朋友一起出去。
>
> **访谈者**：但她总体上不跟年轻人相处，是吗？
>
> **母亲**：是的——但我希望她过上正常的积极生活，也希望她比现在更好地与人相处。自从生病以来，她似乎失去了所有的朋友；她根本没有社交生活；她过去经常读书——但她最近一点书都不读了；她无法集中注意力。我希望她多和年轻人交往。

她没有社交生活，她孤僻退缩，这些似乎是她父母在无意中虚构出来的，似乎从未遭到过质疑。

> **露丝**：嗯，我喜欢去的地方，我父母通常都不喜欢我去。
>
> **母亲**：比如说呢？
>
> **露丝**：埃迪俱乐部。
>
> **母亲**：⎫
> **父亲**：⎭ 哦，天哪。你不会真的——
>
> **露丝**：是的。
>
> **访谈者**："埃迪俱乐部"是什么？
>
> **母亲**：那是一个饮酒俱乐部。她不是真的喝酒。她只是喜欢去那里遇见不同类型的人。
>
> **访谈者**：听起来她好像确实想跟那些她觉得你们会不赞同的

150

人一起出去。

  母亲：可能吧。

  父亲：是的。

  母亲：可能吧。

父母对露丝真实生活的态度既包括否认这种生活的存在，也包括对露丝疯狂或恶劣行为的看法。

  母亲：嗯，首先，在我看来，这些地方的大多数人是非常不受欢迎的，而且对于一个小女孩来说，整夜坐在那里喝酒——

  父亲：嗯，她不怎么喝酒。

  母亲：是的，但当她状态不太好时，她就会感到困惑，她不知道自己在做什么，所以她可能会比她实际的酒量喝得更多——

  访谈者：不好意思——我记得你之前说过她不怎么喝酒。

  母亲：}
     是的。
  父亲：

  母亲：但是当她去这些地方，而且她状态一点都不好时，她就会不知道发生什么事情，就很可能比平时喝得多。

  访谈者：你一般喝多少？

  露丝：我不喝那么多——一两杯吧。

  访谈者：她有没有喝醉了回家过？

  母亲：}
     没有。
  父亲：

她父母一再说露丝不知道发生了什么或者不知道她自己做了什么。但我们找不到任何证据来支持这些归因。

不过，据她母亲说，露丝

  母亲：——不喜欢有人提起这一切。你知道的，我们都尽量不谈论这些事。她想忘掉这一切。

151

访谈者： 在这些情况下，你觉得自己生病了吗？

露丝： 不觉得。

母亲： 不是的，在这一切发生时，她不知道自己生病了。

露丝： 我认为我一点都没病。

访谈者： 你觉得当时发生了什么？你会怎么描述这些场合中的自己——你当时在做什么？

露丝： 嗯，我只是——我想我父母会大惊小怪的——我只是喜欢穿，你知道的，如果我要去这些地方，我喜欢穿他们穿的那种类型的衣服。

访谈者： 你能说说你为什么喜欢穿成那样吗？

露丝： 嗯，从美学上说，它吸引我。

访谈者： 你觉得那种衣服真的比传统的衣服更具艺术性吗？

露丝： 是的。我还认识一些女孩，她们经常穿彩色的长筒袜——我今天也穿了。

访谈者： 你们可以看到，这就是家里关系紧张的根源所在，如果——

母亲： 不，没有任何的紧张关系。没有任何的紧张关系，因为发作期一过去，她就会变得很好，就像她过去那样。但你知道的，她依然喜欢看那些假装爱好艺术的人。如果她在街上看到这样的人，如果这些人有任何方面的艺术装扮，她就会说："哦，快看，那太棒了，他太棒了，她太棒了。" *152*

父亲： 这——在循规蹈矩的人看来——这些衣着古怪的小伙子，还有这些女孩——他们太奇怪了。

母亲： 他们对她很有吸引力。

父亲： 他们太奇怪了。

然后，她开始带一些人回家。

母亲： 她会带一些人回家——当她生病的时候，她会把一些她通常不会容忍的人带回家，你知道的，这些人都是披头族（beatniks）。

父亲： 还有作家，天知道还有些什么人。

母亲： 那些人到家里来，她还要求对方留下过夜。

访谈者： 你们不认可作家？

母亲： 哦，不是作家——不是，不是的——我们当然认可。

父亲： 我认可。

有人会再一次注意到，她父母的态度是多么矛盾——在含蓄地表达不赞同和明确地表示赞同之间摇摆不定。

访谈者： 我在这里有点混乱，我只是想把事情捋一下。你是说她在把这些人带回家时，她生病了，对吗？

母亲： 这已经很久没有发生过了。

父亲： 不要认为她每晚都会把他们带回家来——只是偶尔——非常偶尔。

母亲： 只有在她生病的时候。

父亲： 这不是她的习惯。

153　　戈尔德夫妇虽然对露丝所**做**的事情有着矛盾的态度，但对她**现实**身份的看法却相当简单且一致。这种本质主义（essentialism）是所有这些家庭的一个特点。当她是她"真实的"自我，也就是说，当她"好"的时候，她不会真的对作家或艺术感兴趣，不会穿彩色的长筒袜，不会在爵士俱乐部听爵士乐，不会带朋友回家，不会在外面待得太晚。露丝只是时不时地试图坚持她自己的权利，当她这样做的时候，她会穿上她喜欢的衣服，并强烈地坚持去她想去的地方，和她喜欢的人一起去。然后她母亲就"知道"，她的病"发作"了。他们告诉她，她很难相处，不为他人着想，不尊重他人，不体谅他人，因为她让父母非常焦虑——但他们不会责怪她或追究她的责任，因为他们知道这很古怪，因为她生病了。因此，由于迷惑不解，她陷入了无法忍受的境地，开始变得兴奋和绝望起来，她"疯狂地"指责她的父母不想让她活着，并衣衫不整地跑出家门。

鉴于目前的冲突（她父母否认了冲突的存在），我们可以更好地审视露丝的"疯狂"叙述，即她为什么要这样挣扎着生活。

她回溯了这样一个事实，即她的名字取自她母亲妹妹的名字，她母亲的妹妹 19 岁时因一段不愉快的恋情自杀了。露丝 20 岁时在经历了一段恋情后疾病显现了出来，这与导致前一个露丝自杀的事件顺序很接近。

不管戈尔德夫人事实上或幻想着在她妹妹的恋情结果中扮演什么样的角色，她在女儿的恋情中都扮演了一个非常奇怪的角色。

事情是这样的。

她母亲的妹妹露丝溺水自杀。

访谈者：你妹妹为什么要这么做？　　　　　　　　　　*154*

母亲：嗯，那也是一段不愉快的恋情。她订了婚，在这之前曾解除过婚约。

访谈者：我明白了。就好像是历史正在以某种方式重演。

母亲：是的，她对这个男孩有好感时，她还很小。他比她大十岁左右，她大约 16 岁的时候遇到了他，然后就到家里来了——我父亲很坚持——他说，"你们当然太年轻了"，但最终，他们坚持了下来，于是在她 18 岁左右，父亲让他们订了婚，一开始他对她占有欲很强，很快他就赚了很多钱，我想这让他有点飘飘然，他过去有点放荡不羁——开始打起了高尔夫——我这是在追溯四十年前的事——他有点忽略了她，她当然对此很不满——她解除了两三次婚约，他每一次回来都满脸歉意，但那一次，她解除了婚约，而他一个星期都没有回来。她哭了很久，我想她这么做其实只是为了吓唬大家，我认为她不是故意的——

嗯，她并不知道这样做的后果是什么——她留了一张纸条，上面写着她穿好了衣服，摘掉了珠子和耳环，从纸条上看，她似乎并不是真的想自杀。她想吓唬他——她想，或许吓唬吓唬他就会让他回来了，我相信她当时是这样想的，但她那时当然还非常年轻，她才19岁，那个男人29岁。

露丝（女儿）的恋爱经历与此有点类似：恋爱结束了，在露丝看来是这样，而那个男孩对此无动于衷，没有恳求她继续恋爱关系。

访谈者：你知道她指控你是什么意思吗？你知道她指的是什么吗？

母亲："都是因为你，我才生病的。"还有——我有一个妹妹在19岁时自杀了，露丝的名字就是取自她的名字，她经常提起这件事——"你为什么要用你妹妹的名字来叫我呢？我很像她，是不是？"她经常谈起我妹妹。她甚至都不认识她。

访谈者：露丝是在你妹妹去世后出生的？

母亲：哦，是的。我妹妹已经去世三十三年了。

访谈者：嗯，你觉得她说这些是在暗示什么？

母亲：嗯，她——认为她也许像我妹妹，她认为我妹妹也许——她说："她正常吗？她精神失常吗？我是不是像她一样精神失常？我是不是疯了——就像她疯了一样？是精神上的问题吗？"——你知道的。她不知道如何——装腔作势。

访谈者：但她似乎在暗示——似乎隐含着一种指责。

母亲：哦，是的。哦，是的。

访谈者：你知道她为什么——

母亲：她可能认为，如果我不以我妹妹的名字给她取名，她就不会生病了。

访谈者：嗯。她从来没有说过这个，是吗？

母亲：关于这件事，她说的话不多，但可以推断她是这样想的。

访谈者：你从她说的话中还推断出了其他的什么吗？

母亲：我认为没有。我认为没有。

访谈者：她为什么指责你——她没有提到什么吗？

母亲：没有，没有，没有，没有。当她生病时，她不喜欢我为她做任何事，她想试着为自己做一些事情，但她做不到。我就会接手过来，所有的事情我都为她做。也许我在她生病的时候对她宠溺了一点，但她无法照顾好她自己，还有她的卫生——我为她做各种事情，但她却说："别干涉我，别管我。"嗯，我不能不管她。我无法相信她会做任何事。

访谈者：这种失常最初是怎么开始的？

母亲：是一段不愉快的恋情引起的。她和一个男孩交往了几年。她一直都是个非常可爱的女孩，一直都非常好带——嗯——她性格不强，但她很聪明，她通过了 11＋（eleven plus，即小升初考试），我不知道当时是不是这样叫的，然后就上了中学，她是一个性情温和的女孩，是一个非常干净整洁的女孩，事实上，她是一个快乐的女孩——她真的是这样——直到遇到这个男孩。她是一个很受欢迎的女孩，总是很开心，我记得她开始工作时，她在那里干了两年半，但那个男孩出于某种原因不想让她在那里工作。

访谈者：她这个时候多大了？

母亲：她十八九岁。于是，嗯，她就离开了，他们为此都非常难过。他们恳求她不要离开。他们绝对信任她。她以前是开店的——那是一家服装店——她是个售货员。那是她想做的工作。她曾经想成为一名服装设计师。她哥哥，也就是我儿子，是一个作家，她总是想模仿他，你知道的，她希望像他一样有艺术气息，她上了一个小课程——我现在想不起来那个课程叫什么

156

了——嗯，他们那里是一所技术学校——她接受了一些短期培训，但没有坚持下来。那个时候，她有成为服装设计师之类的想法。不过，她放弃了，成了一名销售助理，正是在那个时候，她遇到了这个男孩——她并不特别喜欢他，他占有欲非常强。他每天都要来看她，几乎就等于是住在了我家里。他当时是一名医科学生，他父母对他和女孩子交往很不满，因为他们认为他应该继续他的职业生涯。他有两次考试不及格，我恳求他和她分手。我说："你们两个都还很年轻，当你们自立以后，你们便能继续在一起了。"哦，不，他说他没有露丝就活不下去。虽然他父母知道他会来看她，会来我家，但这种状况还是持续了两年，不过，他从来都没有带她去他家，她觉得很丢脸。她——她**非常**敏感。她为我们感到羞耻，和他在一起两年后，她决定放弃。我记得那天晚上她回家说她要跟他分手。我说："两年是很长的一段时间，你真的想好了吗？"她说："是的，我已经想得非常清楚了，我再也不会见他了。"然后她就跟他彻底分手了。从那时起，她就开始变得抑郁沮丧，变得一点都不像她自己了。我们死活也搞不清楚到底是怎么回事。我们当时不知道发生了什么。我们完全不明白她是怎么了。我以为她还在为他难过。但是，她和她的闺蜜们出去了，出去度假了，度完那个假期回来的时候，她体重增加了很多，增加的体重对她来说是一个巨大的量，因为那时的她非常苗条。我完全不明白。我记得我带她去看了一个专家、一个营养师，我记得她瘦了一点，但瘦得不多，之后她就表现出了相当奇怪的行为。她去和一个住在曼彻斯特的女孩一起过圣诞节，她在那里待了两天就回来了。我问她："为什么回来了？"她回答说："哦，我不喜欢。"几个星期之后，她本应去参加一个女孩在下午举办的生日派对——21岁的生日派对，但她没有露面。我记得我们当时非常痛苦，嗯，我们都快疯了。我们不知道这到底是怎么回事。那天晚上她回到家里——哦，大约是晚上十点钟，她是坐出租车哭着回家的，她的鞋子——她的鞋跟断了，从那时起，我们就带着她看了一个又一个精神科医生。

在这里及其他几处对话中，尤其重要的一点是，母亲明确地说她**曾恳求他和露丝分手**，但她却明确地告诉露丝，有时也告诉我们，她没有说过这样的话。露丝显然不清楚她母亲在她结束恋情的事件中扮演了什么角色。她母亲也没有完全意识到她自己做了什么。当露丝指责她母亲对这件事情的结局指手画脚时，母亲只是告诉她，她生病了。

她母亲说：

> **母亲**：嗯，是的——我一直都担心——我一直都很担心。我想，让她更受伤的是，在她跟那个男孩分手后，大约是分手两周后，她在某个地方看到他和另一个女孩在一起，她非常、非常伤心，心都伤透了，你知道的，她觉得自己跟他在一起是浪费了两年的时间，他甚至都没有联系过她，询问她分手的原因，也没有试着挽回他们之间的关系，因为他曾向她表白，说他非常爱她。在那些日子里，他没有她就活不下去，但他很快就忘了。他是一个被宠坏了的男孩，一个非常放纵的男孩。

> **访谈者**：她有没有说——

> **母亲**：我们**根本**不赞成，但我不想阻止，因为我不想她指责我。

> **访谈者**：你们不赞成是因为？

> **母亲**：我们不赞成是因为我们不喜欢那个男孩的性格。他很自私，娇生惯养，在本该工作的时候却不工作。

> **访谈者**：你发现他的态度有什么问题吗？

> **母亲**：没有，他很有礼貌，但是，嗯，我觉得他不太当回事，不过他占有欲极强，他一点都不因为从未带露丝去他家而感

159

到羞愧，他一点都不觉得羞愧。他住在我家，却从不带她去见他的家人。

访谈者：他有没有说过为什么从来不带她去他家？

母亲：他从来没提过。

访谈者：你问过他吗？

母亲：我们没有——但我们一直觉得我们**应该**——我们应该说点什么。我们和他谈了两次，我们求他离开她，等到他有了自己的事业，等到他通过了考试，等到他父母同意他找女朋友，再来找她。

访谈者：所以，你们实际上是要求他跟她分手。

母亲：我们是**求**他跟她分手。

父母在露丝不知情的情况下接触过那个男孩和他的父母。同样，他们也给她施加压力，让她跟那个男孩分手，说这是为了他好。但当那个男孩为她着想而跟她分手时，他们又同情起她来，因为这表明他并不是真的爱她！

露丝至今依然没有完全意识到当时发生了什么，而且，从她可获得的信息看，我们很难想象她何以能够意识到当时发生的情况。

露丝：嗯，这让我觉得很奇怪，因为我记不得我为什么想跟他分手了，我再也没有听说过他的任何消息。我在不同的地方见过他，但他从不跟我说话。有一天，我在一栋楼的外面摔倒了，我过去经常有奇怪的感觉。我记得有一天在电影院里，我突然感觉很怪异，但我不知道这是一种什么样的感觉，所以我父母带我去了医院——去看医生。

访谈者：你就是在那个时候开始觉得自己已经失去了对你来说很重要的人或事吗？

160　　**露丝**：是的。

访谈者：是理查德（Richard）吗？

　　露丝：是的。但这都是潜意识的，因为我真的没有意识到我想念他。我记得当我——我在接受一位医生的面谈时，我开始哭了起来，并谈到了理查德，你要知道，我两年来从没有想起过他。我只是没想起过他。这有点儿像是一下子全涌上了我的心头。

　　访谈者：是的，这听起来好像是你把它封存了起来，不是吗？

　　露丝：是的，我把它封存在了我的心里，这就是我为什么会崩溃的原因，因为我把我的感情装在了心里。

露丝直到今天都不知道"到底"发生了什么。

在我们撰写本书之时，她住在家里。她父母对目前的状况很满意。

　　母亲：我们和她的感觉一样。我的意思是我们确实会带她出去——她经常不在——你知道的，她一直都不待家里。我们会带她去电影院或者她喜欢去的任何地方。我的意思是说，我们现在的生活都被她控制着。

　　父亲：是的，确实是这样。

　　访谈者：你们的意思是说你们就不做那些你们在其他情况下会亲自去做的事情了吗？

　　母亲：是的，可以这么说。我们很乐意这样做。

露丝就她本身而言则感觉"好多了"。她放弃了她父母不赞同的服装、想法、朋友。她明白了父母对她的爱，知道了什么是最好的。

有时候她也会怀疑。例如，

　　露丝：关于这件事，我有点疑惑。不是对世界上的所有事情都感到疑惑，不是对一切事情——不是一切事情——而是对这件事情，我有点怀疑，因为大多数人有点看不起披头族之类的东西，不是吗？我知道我的闺蜜就受不了跟他们一起出去。

访谈者：嗯，这是一种不同的观点，不是吗？

露丝：是的，这只是一种不同的观点。

访谈者：但是，你觉得你必须同意周围你所相信的大多数人的看法，对吗？

露丝：嗯，如果我不同意的话，我通常就会被送进医院。

8 号家庭：海德一家

≫ 临床视角

对琼·海德（Jean Head，娘家姓琼斯［Jones］）及其家人的研究是从她患上一种精神分裂型急性精神病后不久开始的。

她入院时有些困惑，陶醉在自己的世界里，我们很难把她讲述的事件拼凑到一起，因为她总是以一种小女孩的声音含混不清、漫无目的地讲述着，经常是跳着讲，一个句子讲到一半就突然不讲了。有时候她讲话时会不协调地咯咯笑，有时则一边讲话一边哭，但没有明显的感情深度。不过，这些情绪的表现很短暂，她经常表现出来的方式是一个困惑的孩子尽她所能地满足成人的要求。她身上有一种木偶娃娃般的特质，她不仅在我们面前这样，在护士和她的家人面前也是这样。当她恢复的时候，这种特质就不那么明显了，但即使她临床表现"良好"，回到了她和她的家人所说的正常自我的状态，这种特质在某种程度上也仍然存在。她的故事是这样的。

大约三年前，她患上了"神经衰弱"（nervous breakdown），她以为自己的父母和丈夫（当时是她的未婚夫）都死了。她去一家综合医院接受治疗，几周之后康复。她一直都很好，直到入院前三周，当时，在她工作的那家商店里，她开始感觉到有一股"暗流"涌来。她无意中听到了几句对话，表明一场阴谋正在计划中：她的同事们和一些不知名的人勾结，企图在她带着钱进出银行时抢劫她。在此之后，她开始觉得街上一直有人蓄意地在监视她、跟踪她，他们这样做或许是为了对她实施性侵。这些感觉逐渐变成了幻觉，当它们变成幻觉时，她开始觉得一些事物对她有了特殊的意义，例如，她的汽车的起动手柄。入院当天，当她突然"意识到"她丈夫已经去世时，她的焦虑情绪剧增，达到了顶峰。她寻求警方保护，最终被送进了医院。入院后的第二天，她意识到她父母也去世了。

概言之，琼所患精神病的主要特征如下：

1. 一种在工作中成为某些人关注焦点的感觉，这种感觉或许与性有关，或许与抢劫她带去银行的钱的阴谋有关。
2. 一种认为她丈夫不是她丈夫或者已经去世的感觉。
3. 一种认为她父母已经去世的感觉。
4. 采取一种小女孩式的、假同性恋的顺从态度，有时候这会让位于对她父母和丈夫的具有讽刺意味的模仿。

我们将再次讨论这个问题：从这种家庭关系的实践和过程看，这些经历和这种行为在多大程度上是可以理解的？

164

≫ 研究结构

这项研究开始于她第二次入院后不久，并在她的精神病发作期（三周）及此后的七个月中持续进行。

她的家庭成员包括琼自己（24 岁）、她的丈夫（大卫 [David]，26 岁）、琼的母亲和父亲，以及她的哥哥（28 岁）。

访谈以下列组合方式进行。

访谈对象	次数
琼	10
丈夫	1
母亲	2
父亲	1
哥哥	1
琼和丈夫	5
琼和母亲	1
琼和父亲	1
母亲和父亲	1
琼、母亲、父亲和丈夫	2
	25（合计）

此外，我们还对她的一个兄弟（收养）以及她的雇主进行了访谈。

这表示我们对这个家庭进行了 35 个小时的访谈，其中 30 个小时进行了录音。

≫ 家庭状况

琼和她的丈夫都是不信奉国教的狂热的基督徒的孩子，他们都有基要主义倾向。

虽然他们在某些方面的立场比他们的父母更为自由，但他们都是非常积极的教会工作者和虔诚的基督徒。 *165*

他们属于少数派基督徒，积极地试图按照他们心里的基督教理想来生活。

当一个人承担着传达实践和过程的本质，尤其是家庭生活的"氛围"或"精神"的任务时，这个系列中的每一个家庭都会呈现出其自身特有的困难。海德一家和琼斯一家（the Joneses）也不例外。在这种情况下，很多困难都源于这样一个事实，即他们——琼（除非是"精神病患者"）、她的丈夫、她的父亲或母亲——当中甚至没有一个人有任何非基督教的想法，更不用说表达这样的想法了。

那些了解不信奉国教之教徒的活跃核心，即基要主义意识形态和生活方式的读者，将拥有一个背景来确定这个家庭及其成员的特殊性。我们不太关注神学本身，我们关注的是人们期望这种类型的"好基督徒"以及他们的孩子展现出来的行为，以及他们心中怀有的理想、抱负、思想、情感。

在某些方面，或许没有哪个社区的居民比这些人对自己的期望更高。

当有了自己的家庭，并因此与自己的配偶有了活跃的性生活、养育了子女时，像海德夫妇以及他们的父母这样的人就会认为，即使是对自己的婚姻伴侣产生任何的性幻想，也都是有罪的。对其他任何人产生性方面的想法是绝对的禁忌。婚前性行为和婚外性行为当然也是完全禁止的，此外，婚前搂着脖子亲吻和抚摸等行为也在禁止之列。

琼斯家通常情况下不允许使用任何的化妆品：琼斯夫人一生中只去过一次电影院——去看女王加冕礼；琼斯先生从来没有去过电影院，也从来没有去过剧院或舞厅。交际舞在他们家是不可接受的，因为在跳这种舞时身体需要接近或接触。他们家有无线电话，但没有电视。吸烟也很少见。琼斯先生过去经常抽烟，但后来戒了，因为抽烟就成了一个坏榜样。这一点，同看电影一样，它本身可能没有问题，但就像琼斯夫人所说，他或他的妻子"吸烟或者去看电影时被一个年轻人看到，那么这可能就会导致他开始垮掉"。

所以他们说，他们从来没有争吵过，也没有生气过。在任何事情上，他们都会一起或单独向上帝祈祷，祈求上帝给予指导。

任何试图认真地按照这些理想生活的人都必将卷入非常严重的冲突之中。

人生而脆弱，却被命令要成为健全的人。结婚总比激情燃烧好。人在结婚之前、婚姻之外都必须抑制激情，从很大程度上说在婚后也要抑制激情，但又必须保留足够的激情，必须有效地保持足够的性能力，才能生儿育女。一个人必须只能有干净的想法，但却要处理肮脏的孩子。生命的主要目的是赞美上帝，但孩子们却必须在大体上属于世俗的学校里接受教育，必须发展现世的、世俗的技术知识，从而能够在这样一个竞争激烈的社会里与人竞争，这是人们对他们的骄傲期望，而在这样一个社会里，基督徒的爱即使是一种可销售的产品，也几乎没有商品价值。

虽然琼斯一家都是全职的基督徒，但他们强调自己的经济状况不好，在坚持基要主义关于富人难以挤进天堂的解释的同时，他们鼓励自己的孩子要为拥有自己的房子、能够"养得了"自己的孩子、拥有自己的汽车、拥有像样的家具及作为中等偏下阶层"安全感"之特征的其他一般物质（他们自己从未拥有过这些）而拼搏。

海德夫妇（特别是海德先生）决心拥有不同于他们父母的经济"安全"。他们住在一栋设备齐全的房子里。正如琼的雇主所说，这栋房子看起来更像是一个老牌商人住的房子，而不是一对 20 岁出头结婚没几年的年轻夫妇住的房子。

但正如我们所说，这些困境、冲突，有时甚至是矛盾，是许多这样的家庭的共同之处，这些家庭像琼斯家一样，一开始就表明他们没有能力独立解决这些问题。事实上，他们明确地将他们作为人的精神-肉体状态界定为一种双重束缚。除信仰以外，他们觉得什么事情都没有道理。能拯救他们的只有上帝的仁慈与恩典。

这就是背景。现在，我们必须研究这个家庭的成员——母亲、父亲、哥哥、妹妹（琼）和琼的丈夫——特有的生活方式，我们关注的焦点始终都是琼所谓的精神病经历和行为的可理解性。

琼斯-海德家是一个联系紧密的家庭。她父亲简明扼要地说："我

167

们是一个独立的家庭——我们紧密地联系在一起。"出生在这样一个群体中的孩子生来就享有业已存在的权利——义务、责任、忠诚的关系、奖惩，而他或她大部分的童年期训练需要父母采用一些技巧来引导这整个系统的内化。

在父母双方看来，这一直都是最为完美的成就。琼曾是一个非常快乐、开朗、善良的孩子，她的所有表现都是他们所希望或期望的，至少在她第一次"生病"之前一直都是如此。

从某种意义上说，这比他们意识到的更加真实。琼说，在我们的研究开始之前，她的这样一种感觉从未停止过，即她觉得父母控制了她的想法、感受和行为。

接下来，我们很快就会看到，琼在多年以来的生活中似乎一直处于一种错误的位置，这是一个几乎站不住脚的位置。她几乎没有活动的空间，但正如她所说，她通过"分裂"自己的人格，从而获得了某种程度的自由。

正如她所述，她第一次这样做是在她 9 岁的时候，当时她在自己也不知道的情况下和一个朋友以及朋友的父母一起去看了一场电影。

她逃过了这一次，从此过上了双重生活。父母不在身边时，她就会过着一种她不会让他们知道的生活。她会偷偷地化妆，去看电影，和男孩子们一起出去，作为她生活中这种分裂的必然结果，她在"内在"自我和"外在"自我之间设置了一种分裂。不过，她的"内在"自我几乎没有呼吸的空间。她一直为自己的口是心非感到内疚。虽然做了这些事，但她却从未从对她的内在控制中解脱出来，特别是父亲对她的控制，如果让他知道了这些事情，她就会深感羞愧，觉得自己做了错事。

她哥哥曾生动地描述他为过上自己的生活而采取的技巧，他在这个阶段（尤其是从她 9 岁到 18 岁）一直鼓励她、支持她，直到他结婚离家。她曾爱上一个年轻人，从 14 岁到 18 岁，她和他有过一段完美的性关系，但他比她以前有钱多了。他喜欢去高档餐馆、剧院，她无法想象她父母能和他和谐相处。因此，当他给她施加压力让她嫁给他时，她选择了断绝关系，与大卫订了婚。在接下来的四个月里，她随意地和各种男人发生性关系（当然是在大卫不知道的情况下），然后她就第一次发作了疾病——其特征是感到非常疲惫，并认为她父母已经去世了。

不过，她两个月内就康复了，再次确定了与大卫的婚约，不久之后就结了婚。

大卫对她身上发生的事情一无所知，而她在与大卫的关系中在某种程度上把自己摆在了一个错误的位置之上。她还在某种程度上欺骗她自己，在接受我们访谈的过程中，她会尽力忘记自己身上最近发生的事情，并在很大程度上取得了成功，只会痛苦地回忆过去，并带着相当大的阻抗，从某种程度上说，她和她丈夫串通一气，接受了他分配给她的身份。

这种身份在某种程度上与她父母赋予她的身份相类似，但也与他们赋予的身份相矛盾，它本身就是自相矛盾的，而且与她的"内在"情感几乎完全分离。不过，四年来，她一直试图以她自己的身份调和所有这些矛盾。不管有没有上帝的恩典，她都会在这项不可能完成的任务之下崩溃，这并不奇怪。

对于他妻子不能与她父母分开的表现，大卫表示不赞同，理由是她现在是**"我的一部分，而不是他们的一部分"**。我们认为，这是本案例的重要发现之一。

虽然她结婚后与她父母有了某种程度有限的情感分离——至少她能够忍受与他们身体上的分离——但这是以同等程度地依恋于她丈夫为代价实现的。

大卫和她父母都没有意识到这一点。虽然她不那么害怕他，也更能向他表达自己的想法，但她觉得他同样也不理解她的真实感受。当她表达她"内心的"感受时，他往往认为那"不正常"，或者把这些感受当成笑话来嘲笑。他把这些感受归结为他认为她拥有的情感和意图，而这些往往与她自己表达的（或者如她所学会的那样，隐藏在内心的）情感和意图完全不一致。他把这种行为归咎为疾病（过程），从而否认了那种无法否认但却与他的愿望相脱节的行为的意图或动因（实践）。

170 其他没有公开承认的矛盾也显而易见——例如，关于孩子的问题。大卫坦率地告诉我们："我自己是不想成家的，如果能够永远都不成家，我会很高兴的。"他以平均每分钟超过 200 个单词的速度滔滔不绝地为自己的这种想法（金钱、债务、买房、买车等）辩护或使其合理化。

但他对琼说，虽然他们还没有孩子，但他和她一样想要一个孩子。首先他们需要钱买房、买车，然后需要更多的钱来还债，然后需要更多的钱来保障安全……然后他们才可以要一个孩子。但这和以前一样遥不可及。不过，为了能够离目标近一点，琼做了一份全职工作，安排两位全食宿的租客，她早上 6 点起床，晚上 10 点才筋疲力尽地上床睡觉，那时，她无法帮助大卫，直到后来她在教堂找了一份一周上班三晚的工作。

大卫坚持说，虽然他们生孩子需要更多的钱，但琼没有必要把自己搞得那么累。

> ……嗯，你看，唯一的事情是，琼，你必须让自己轻松点，如果你觉得累，你就千万要上床睡觉，如果你觉得困了，你就去睡觉；如果你觉得饿了，你就去吃东西。

在他看来，除了缺钱和琼的劳累之外，一切都令人满意、舒适自在。他确信琼会同意他的看法，并以此作为证据，证明这是一种空洞的顺从，如下所述。

大卫：如果你特别想，那就回去工作吧，但这完全取决于你自己。等着看你几周后的感觉吧——上周末你就特别不想再回去了，对吧？（琼：嗯？）上个周末——记得吗——我们出去购物的时候，你说你甚至都不想路过那个地方。

琼：是的，但这不会再让我担心了。

大卫：那你想回去工作吗？

171

琼：是的，如果有必要的话。

大卫：没有必要，我的意思是——

琼：嗯，那好吧，我就不回去了！

大卫：（大笑）嗯，那完全取决于你，琼，如果你想回去，你可以回去，如果你不想回去——嗯，那就去别的地方。如果你根本不想回去——你就不必回去。你说过你想找一份兼职工作，不管怎样都有点事可做——暂时想这样。

琼：是的，我打算下午回去工作。

大卫：如果你想的话，或许你可以这么做——无论如何，我们拭目以待。

琼：好吧。

大卫：我认为你不必担心失败。杨先生（Mr Young）非常高兴，事实上，他不会说让你当销售主管的，对吧——嗯？

琼：不会。不会。不会。（她说最后一个"不会"的语气很奇怪。）

大卫：怎么了？嗯？

他依然认为她同意他的看法，即使她说了这样的话：

你真的说服了我同意你的所有想法，因为我自己并没有真正地思考——我从来没有认真思考过——我的意思是，我就是那样**说说的**。我甚至对你说："嗯，是的，这是最好的。我将继续工作。我会继续工作的。我会给自己找一份好工作的。"我确实给自己找了一份好工作，自结婚以来，我一直都有好工作。两年来，我每天都会上城里。我的意思是，因为我这么想——然后我就会一直想："嗯，也许就是现在。"然后我会说："哦，我还得继续，我还得继续工作！"

大卫坚持认为，当琼"正常"时，她聪明又开朗，并且能像他那样看待事情。只有在她累了或生病了的时候，她才会说这些话（见上文），那不是她真正的想法。

大卫：……我认为我们应该再坚持一下，努力把这件事抛在脑后，这样我们才能给孩子一个开头更好的人生。

访谈者：她为此很难过？

大卫：哦，是的。

访谈者：告诉我，从哪些方面可以看出她很难过？

大卫：嗯，在我们一直谈论这件事情的时候，她哭了，你知道吗，有一两次我们在谈论这件事时，她都哭了（轻轻笑了一下）。这听起来非常冷酷，但其实根本不是这样。就在我们讨论这件事的时候，她哭了，或许是因为她很难过，因为她无法马上拥有一个完整的家。我的意思是说："嗯，如果你真的那么难过，那么，好吧，琼，我们会有一个完整的家。"而当我对她这么说，她又会说："哦，不，你的态度是对的。"顺便说一下，这种情况通常发生在很晚的时候，你知道的，在我们已经累了一天之后，当她累了，她好像就会变成这个样子。我注意到，当她累了，就会发生这样的事情。到了第二天早上，她就会说："我知道，在冷静下来之后，我完全同意你的看法，我们现在还不适合要孩子。"只有在她感到累的时候，她才会为未能拥有一个完整的家而难过。

因此，在大卫看来，他妻子是真的同意他的看法。如果她不同意，那不是因为她用了自己的脑子，而是因为她不能用自己的脑子，因为她筋疲力尽了或生病了。因此，"不同意"就成了疾病的征兆。

据大卫说，他妻子除了其他方面外，还非常能干，但她承担太多，担心太多。她很能干，以至于她的病对他而言是一次彻底的打击，完全出乎了他的意料。但他说，她不必担心如果她应对不了他会怎么看她，因为他知道她是可以应对的，除非她生病了。他不在意她觉得她应对不了，因为他知道她可以。他没有给她设定任何的标准，但她是个完美主义者。他为她感到骄傲。如果他不为她感到骄傲，她就有了担心的理由，但他说，当然，她不必担心，因为她不管做什么事情都会让他为她感到骄傲。她确实担心不整洁的问题。他自己也喜欢整洁，但她不必太担心，因为家里不管怎样都很整洁。此外，他知道她并不完美，尽管在他眼里她是完美的。他一直以来都接受她真实的样子。

大卫和她的父母一样，也没有从他自己的角度出发给她设定完美的标准，因为她已经是完美的了。那么，在这样一个完美的人身上，他怎么会发现不完美呢？正是因为过分追求完美，她才变得如此担心、疲惫、筋疲力尽，以至于无法应对。但后来，她就不正常了。

就这样，他们含蓄地给她设定了一个完美的标准，但又否认他们给她设定了这样一个标准，然后把责任推到了她身上，说她在努力达到这个标准的过程中付出了太多的努力，结果失败了。

父亲：我认为这是从这次经历中可以获得的唯一好处。我的意思是人们会说："现在，你得自己帮助你自己了。"所有这一切、那一切，嗯，可能是这样，也可能不是这样，但在这件事情上，我相信阻止它再次发生的力量掌握在了琼的手中。

把自主性归咎于一个明显与其自主自我完全疏离的人（做出这种归咎的正是导致这种疏离持续存在的人），虽然是无意的，但无疑是最令人费解的。

174　琼的位置是错误的，几乎站不住脚，她自己只是转瞬即逝地看出了这一点。如果她在累的时候争吵，他们就会告诉她，她之所以这样争吵，是因为她太累了，她应该上床睡觉，于是她就上床睡觉去了，然后到了第二天早上就会后悔。在这种情况下，她的丈夫和父母都会为她祈祷。

她的"康复"指的是回到了冲突前的状态。在她"崩溃"期间，以及在重新接受她丈夫和父母的观点之前，尽管有些狂热且很少直接表达，但她也在某种程度上表达了她自己的内心感受。她坚称自己内心感受的方式被他们简单地看成她生病了，他们每个人都祈祷她能在上帝的旨意下尽快康复。

下面的对话是她被诊断为精神病患者时的互动。

父亲：嗯，你现在看起来有点疲倦，你觉得很累吗？

琼：是的。

大卫：你在这儿的时候，她一直在那里笑着开玩笑——然后她决定再睡一会儿，然后就睡着了（微笑），不是吗？

父亲：让我坐你边上，也许你就能安静下来了，好吗？（琼两眼紧闭，僵直地坐着。）

大卫：醒醒！

琼：哦！别这样对我！（语气非常肯定、确定，一直闭着眼睛。）

母亲：你晚上睡不着，是吗？

琼：你说什么，嗯？

母亲：我说你晚上睡不着，是吗？如果你白天睡太多的话——嗯？

琼：你不会这样吗？哦。

父亲：我们有一些饼干和葡萄。

琼：是吗？（睁开眼睛）

父亲：我是说车里有一些。

母亲：还有一瓶洗发水。（大卫笑了。琼闭上了眼睛。）

父亲：嗯，我期待有一天你可以自己洗头——（叹气）。

大卫：哦，天哪！

母亲：她看起来很聪明，大卫。

父亲：是的，我看到她时就是这么想的。

大卫：是的，是的。我给她买了三件睡衣，一件黄色的，一件珊瑚色的，还有——（他们笑了）。

母亲：琼，我们再过一两分钟就得走了。

大卫：是吗？

母亲：顺便问一下，你收到我的信了吗？

琼：没有。

母亲：为什么没有？

（琼没听见。）

大卫：对了，谢谢你的来信。

母亲：哦，我还以为我也给琼写了封信呢。

父亲：你没有收到妈妈的信吗？也许你星期一就会收到了。

母亲：嗯，我没有说太多话，但我认为你会希望收到我的信。你记得你给我寄过一张卡片吗？

大卫：可惜她刚睡着了，就在下面——

母亲：你还记得你寄给我的那张卡片吗——

琼：我不记得了。

母亲：哦，不记得了吗？

琼：是的。我一点都不记得了。

大卫：她一直在说话，就在下面那里聊天，你知道的，她实际上也没说什么，就是闲聊（微微一笑）。

（父亲、母亲和大卫试图引起琼的注意。）

大卫：啵——嘀！（口哨声）哟——嘀。

（父亲附身握住她的手。她挣了出来。）

琼：哦！

176　　大卫：亲爱的，你愿意坐在沙发上吗？它更舒服，你愿意吗？

母亲：来吧，亲爱的，来坐这里。

（琼此时开始僵直地斜着身子，坐成一个角度，眼睛闭着。）

父亲：嗯，你这样会摔下来，会撞到头的。

琼：（生气）我不会从椅子上摔下来的。

父亲：嗯，你可能会撞到头的。

琼：我为什么要撞到头？

父亲：会撞到壁炉上。

琼：撞到壁炉上。

大卫：我想她刚睡着了（微微一笑）。

琼：我马上又要睡觉了。

父亲：好吧，你还没有跟你妈妈说什么话呢，对吗？

琼：我还没见到妈妈呢。

父亲：嗯，她就在那里。

琼：不。不是的，那不是她。

父亲：嗯，那她是谁呢？

琼：我不知道。

父亲：嗯，那我是谁？

琼：我不知道。

母亲：琼，我们走了很远的路来看你。

琼：是吗！你以前就是这么说的。

母亲：是的。嗯，你就不能问我点什么吗？

琼：你想让我问你什么呢？（轻笑一声）——你是费丝

(Faith，意为"信仰")吗？还是你是，嗯——？

母亲：谁是费丝？

大卫：她刚告诉我，她以为你是费丝。那是某个重要的人物。（母亲和大卫没有听见。）

父亲：嗯，那你母亲是什么时候来看你的？

琼：我不知道。

父亲：那你父亲呢？

琼：我不知道。

父亲：你身体不好的时候他经常来看你，不是吗？

琼：你说什么？

父亲：你身体不好的时候他经常来看你，不是吗？

琼：嗯。

母亲：琼，你来这里以后看过电视吗？你有电视吗——琼？

琼：（一副得意扬扬的样子）有，你往外看的话就能看到。

母亲：我还没看到呢。

琼：是吗。哦！

母亲：你最喜欢哪个节目？

琼：不记得了。

父亲：你星期六看什么节目？

母亲：我想我刚刚听到无线电话响了。

父亲：嗯，我想那可能是电视的声音。

母亲：我昨天不得不去了伦敦一趟。我这个星期去了伦敦两次，参加委员会。

琼：是吗？

母亲：嗯。星期二和星期五。这次没有见到你，是吗？

琼：是吗？

母亲：昨天——你在这里，不是吗？

177

大卫：是的，她刚睡着了，她睡得很熟，刚才差点打鼾。大概五分钟后就会醒过来（紧张地笑了笑）。

父亲：亲爱的，过来坐到长椅上。

琼：不——不。（生气）请别烦我，可以吗？谢谢了。

父亲：嗯，你不必说——

母亲：嗯，亲爱的，我们在这里的时候，你想对我们好一点，因为——

琼：（语气有点挖苦讽刺）是的，我必须这样，不是吗，亲爱的母亲！（停顿了一下）（大卫和父亲同时笑了起来）。

178

大卫：哦，亲爱的，哦，亲爱的。

父亲：你睡着了吗？

琼：没有。

三周后，她的行为从临床上看更加理智了，但却让她父母和大卫感到很悲伤，因为

父亲：……从来没有表现出**任何的**感激之情或体贴的想法——嗯，很显然，在我们看来，这种疾病让她陷入了一种对他人毫无察觉的状态，她基本上不会表现出对他人的感谢，不是吗？——至少**我们**观察到的一般情况就是这样的。

一个月后，她再次开始对父母和丈夫的想法、爱和祈祷表示感谢，但她比平时直率多了。

大卫：你能明确说出那是什么吗，因为我不能——如果你对那可能是什么有什么想法的话，我想知道你的想法是什么（停顿了一下）。在我们的关系中，有什么让琼你不高兴的事情吗？

琼：我只是想要一个完整的家，仅此而已。

大卫：是的，我知道——

琼：你一直说："不行，我们不会有的。"

大卫：你说我一直说"不行"？

琼：嗯，每一次我提到这件事，你都会说你负担不起。

大卫：嗯，我们直到现在还是负担不起。这很可能是一个主要因素——这是其中之一——我已准备好接受这个事实。我知道，不管我们什么时候讨论这件事情，琼始终都会不高兴。但在其他时候——你看，这完全取决于我们什么时候讨论这件事，如果说晚上琼已经筋疲力尽，就像你可能会说的，在清晨的寒光下，那么，琼总是会说："不行，我们显然负担不起，我们显然想先获得那些不同的东西，我们想确立自己的地位，让我们自己——" 179

琼：我想那就是你对我说的话。

大卫：是吗？

琼：因为我刚结婚的时候，我以为我们会安定下来，有个完整的家庭。我不知道我们会……我们刚结婚时，我没有想过我们会继续这样好几年，真的没有想过。

大卫：嗯，我们曾决定——决定在我们结婚之前，不是吗？（停顿了一下）

琼：嗯，我一直对你说："其他人都可以这样。为什么我们就不能？"你赚的钱也还不错。

大卫：但大多数人背后有一些东西，或者他们的父母可以帮助他们，不是吗？

琼：一直说这件事没有什么意义——你觉得自己不如别人而耿耿于怀，那我们就永远都不能一起拥有一个家了……是吗？

正如她丈夫所说：

是的，是的，哦，这绝对是个问题。毫无疑问，自从我们结婚以来，这一直都是一个问题。这对我们两人来说都是个问题。但就我而言——我爱孩子。我一直都爱孩子，我一直都跟小朋友相处得很好。

后来，当她变得"更好"时，她开始更完全地采纳她丈夫的观点。他们两人达成一致意见，决定把其他事情都解决后，再拥有一个完整的家庭。他和她一样强烈地想要一个完整的家庭。她有时会因为工作过多而感到疲倦，这时她就会稍微放松一下，但她必须注意不要让自己过度劳累，因为她真的没有必要这样。她有自己的想法，她是一个非常知足和快乐的人。

上面的讨论和摘录并没有完全真实地反映这个家庭独特的基督教特征。这不容易通过特定的、相对较短的转录来描述——更多地通过言语方式和运动的视觉模式来表达。

下面这段话（这段话并不特别涉及琼）说明了他们的基督教实践。他们收养了一个小男孩，给了他一个很好的基督教家庭。这个孩子（伊恩［Ian］）是个"可怕的小家伙"。

> **访谈者**：他有时候需要挨打吗？
>
> **母亲**：哦，是的，经常挨打。
>
> **访谈者**：为什么挨打呢？
>
> **母亲**：嗯，因为他会故意做一些我们要求他不要做的事情。
>
> **访谈者**：你还记得什么具体的场景吗？
>
> **母亲**：嗯，在学校里，他经常去操场上闲坐，坐在地上不停摩擦鞋子之类的事情，等他回家鞋子就破了，你告诉他不要这样做，他第二天还是会做同样的事情。你看，这对他没有任何影响。
>
> **访谈者**：他摩擦他的鞋子？
>
> **母亲**：嗯，你看，我告诉他不要做的各种事情他都会做。我的意思是说，谁都不希望孩子坐在操场上到处都是泥土的地方，对吧？在操场上爬来爬去，鞋尖在地上磨来磨去。这是他过去经常做的事情，而且他是故意的，因为我告诉过他不要这样做。这

是关键。他是一个别人叫他不要做什么他就偏要做什么的男孩。

访谈者：他得过小儿麻痹症，是吗？

母亲：是的，他得过小儿麻痹症。

访谈者：嗯——那他能走路吗？

母亲：哦，能的——嗯，当然，他刚来我们家的时候，我们常常不得不送她上学放学。不过出院后，他虽然一直都没有完全好，但相比之前好多了。一直以来，他的腿都受影响。

访谈者：他的腿受到了影响？

母亲：哦，是的，受到了很大影响。

访谈者：哪些方面受到了影响？

母亲：嗯，他生来就是畸形足，后来小儿麻痹症加剧了这种状况。你看，他每天晚上都要穿着铁制的矫正器具上床睡觉。他背部的韧带都被割断了，他过去总是戴着铁制的矫正器具上床睡觉，后来就不戴了。

访谈者：哦，我明白了，是的，没错。

母亲：所以，他——他真的有很严重的残疾，所以我的意思是，他比我们的孩子需要更多的关注。

访谈者：所以说，他生来就是畸形足，而且，他的脚还因为小儿麻痹症而有些变形，是吗？

母亲：嗯，是的，没错。他的脚从来没长过。它们都被捆绑起来了。所以你看，他是个跛子，需要照顾。这就是为什么我们经常说琼和查尔斯（Charles）很棒的原因，因为他们——他们过去经常耐心地等他，带他回家……

访谈者：这是怎么——嗯，他经常穿鞋出去，是吗？

母亲：哦，是的——那只是一件小事。当然，这从某种程度上说是他的缺陷，而且——但是，他过去经常会做一些我们要求他不要做的事情，他会故意去做，他只是为了引起我们的注意。

访谈者：是的，嗯，肯定是这样……这就是为什么我问你能不能给我举个例子的原因。

母亲：（想了一下）嗯，我是说，在餐桌上，在各种这样的事情上——他——他总是想要最好的东西，而如果你说——嗯——"不行，不可以再要了"，他过去经常就会像小孩子一样大吵大闹、显摆卖弄。

访谈者：他会说——你的意思是说他会发脾气？

母亲：是的，他会的，是的，哦，是的。

访谈者：他一开始就这样吗？

母亲：是的，是的，他过去经常大发脾气。

访谈者：他是不是很想他母亲，你知道吗？

母亲：不，他看起来似乎并不想念他母亲。

访谈者：一点都不想吗？

母亲：是的，他从来没有说过想见她。

访谈者：你对此感到奇怪吗？

母亲：哦，我觉得奇怪，是的，相当奇怪。但我觉得——你看，他们过去经常——他们都具有很强的适应能力。他们已经习惯了在不同的环境中生活，当然，他真的让自己适应了。

访谈者：他是5岁的时候到你们家的吗？

母亲：是的，不到5岁。

访谈者：他那个时候是什么样子？很安静吗？

母亲：哦，不，不，他当时玩得很开心。我觉得他当时太小了，还意识不到什么。他当时在医院里，一直和其他人住在一起——

访谈者：你觉得他当时太小了，还意识不到自己没有母亲？

母亲：是，是的，是这样。嗯，他知道他要跟我们一起生活，你看，他还只是一个小孩子，不是吗？——他还不到5岁。

据母亲说，伊恩当时很开心，稍微有点拘束，但并不紧张。他的确尿过床，也发生过"另一件可怕的事情"，当然，他因此受到了惩罚；他咬自己的指甲直至"咬到骨头"，为此，只能把他的胳膊和手放进袋子里，用绳子绑在他身上，并在他背后打绳结。

不过，她说，她从那以后就开始意识到他是多么难以控制，并甚是感激。

琼的父母和丈夫明显没有能力看到对方的观点，而且，他们完全没有意识到这一点。

她母亲在描述琼时说她不像伊恩那样不受她观点的影响，而原因仅仅是琼没有患先天性畸形足和小儿麻痹症。

她"很正常"，"一切都很自然"，"真的是个非常好的孩子"，"她从来不哭"。只是很难断奶，"我们吵了一架"。她没有过渡客体（transitional objects）①，"嗯，我从不鼓励他们做太多这样的事情，因为我认为，你上床就是为了睡觉。我过去经常说，嗯，床就是床，他们上床就应该睡觉，这是我的想法。"

关于把东西扔到婴儿床边的游戏，她母亲说：

> 不，我并不认为这是一个游戏，但我的意思是说，有时候你不在家，他们确实会把东西扔到一边，不是吗，你回来后不得不去把东西捡起来（大笑），但很多孩子都这样做，不是吗？但我不记得这有什么特别的。我的意思是说，他们只是普通的孩子。

她对哥哥一点都不嫉妒，而且，"她对伊恩很好，一点也不嫉妒"。

不过，据琼所说，她（从 5 岁以前起）做过很多关于树和各种可怕形状的噩梦，这些梦很凶险。她尖叫着醒来，为此还受到了父亲的

---

① "过渡客体"指的是那些深受幼儿喜爱的毯子、布、玩偶等。Winnicott，D. W. (1951). 'Transitional Objects and Transitional Phenomena', in *Collected Papers*，London：Tavistock Publications.

惩罚。这种情况一再发生。有一天晚上，她尖叫着醒来，看见一只大狗在她的房间里。她父亲打了她一顿。她一直以来都害怕黑暗，现在依然如此。

14 岁时，她开始害怕独处。18 岁时，她开始在一间被树木包围的大房子里工作。她想象着有男人潜伏在那里，她很害怕，但从未表现出来。她觉得自己就像个小女孩，虽然她在这些时候从不大声尖叫，但她会一路奔跑。

据她母亲说，她和琼的关系从来没有不和谐过。当然，她并不总是同意她母亲所说的一切，但她们一直都相处得很好。琼非常喜欢她父亲，也真的非常喜欢她母亲。她和父母之间从来没有过什么不好的情感，她也从来没有表现出相比于母亲她更喜欢父亲，因为他们俩都对她一视同仁。

她父亲说，琼过去经常"大动肝火"。她母亲马上补充说："嗯，她会有点激动，但不会生气。我真的从没见她那么**糟糕过**，你呢?"琼斯先生表示赞同。他们一致认为，她从不生气，因为她生来就不会生气，虽然她扔东西时曾爆发过一两次，但那不是"真的"生气。她一直以来都是一个平和、负责任的女孩。

他们自己从来没有"真的"对谁生过气。他们在工作中承担不了生气的后果，而且，这也不是基督徒该有的行为。琼斯先生过去经常说些讽刺挖苦的话，但他已经设法改了。他们不会过分生气。当然，他们对任何不公正的现象都会感到愤怒，义愤填膺。琼斯先生说，他曾以直言不讳出名，但这都只是一个"心态平和"（balance）的问题。心态平和是一个经验问题，年轻人没有经验，没有任何东西可以凭借，但琼不是这样。琼真的很平和。像我们大多数人一样，琼也会为弱者而战，但她从不生气。他们都是一类人，如果受到伤害，他们往往会安静地受着伤，而不是赌咒发誓到处说。如果他们发脾气，就会感到羞愧。这会玷污他们的基督教信仰。如果有人想伤害他们，他们会可怜他，为他祈祷。他们支持一种在他们看来代表了基督教理想的人生观。他们是基要主义者，但我们不能认为他们是狂热分子。他们代表了一种平和的宗教观点，因此，他们会让他们的孩子按照他们认为正确的方式生活。在他们（父母）的权威之下，孩子们什么都做不了；例如，拥有自己的家。

娱乐活动或表达任何"不好的"感觉都是完全的禁忌。在下文中，我们可以看到，她丈夫曾奋起反抗这一禁忌，最后却以失败告终。

当问起琼和她母亲，他说：

嗯——（微笑）——嗯——嗯，说实话，我认为她——我知道她一直都非常喜欢她的父亲，我认为，这是你跟母亲、父亲、女儿和儿子之间寻常的关系。我相信，琼的母亲非常喜欢她，可以说是崇拜她。琼和她父亲也许比琼和她母亲更合得来。琼和她母亲相处得也非常好。没有——我认为她们之间不存在任何真正的紧张关系，据我所知，没有。

琼斯夫人认为，琼小时候真的有点怕黑，这一点和她自己小时候一样。她自己从来都不喜欢黑暗，但她认为这在一个女孩身上真的或多或少是正常的。她认识的许多年轻人都不喜欢在漆黑的夜晚出去，随着琼年龄的增长，她看上去似乎也不算太坏。琼从来没有做过噩梦或有过夜惊。毕竟，她睡觉的时候从来没有亮光，这说明她并不害怕黑暗。她从来没有在黑暗中尖叫。很明显，琼从来没有做过噩梦。她很害怕狗，但她从来没有抱怨过哪只特定的狗。

琼和她哥哥从来不想在外面待到很晚。作为基督徒，他们没想过要去剧院和电影院。他们从来没有参加过舞会，琼斯夫人认为他们真的从来没有想过要参加舞会。事实上，琼在一家商店里看到那里的晚礼服时曾对她说："哦，妈妈，我永远都穿不了晚礼服。"但既然已结婚了，琼现在当然要去参加各种派对。

186

琼从未化过妆。她从未想过化妆，不是因为她父母曾阻止她这样做。他们确实不喜欢她化妆，但他们从不干涉，不过琼知道他们的想法。他们从来没有因为这件事而发生任何争吵，也从来没有因为去看电影而争吵。他们都很理智。他们肯定不会说她不能去。他们不会因此发生任何争吵。他们从来没有因为她想去跳舞而发生争吵，但也从未因为她从来没有想过去跳舞而争吵。事实上，她真的一次都没有去过，她也从未有过这样的想法。

琼不太善于读书。她母亲认为她读过很多杂志"以及许多这样的东西"，但她不是一个真正的读书人。对于父母不喜欢的那些书，她读起来没有太大的困难，这并不是说他们不让她读。至于报纸，好吧，那从来都没有让琼担心过。她一直以来都没读过太多报纸，虽然她18岁离家后可能对报纸产生了更大的兴趣。他们不知道她离家后发生了什么事情。他们不反对她看报纸。

187　　他们也不反对琼和她哥哥听收音机，但事实上，他们很少听，因为他们不想听。在这件事上，从来没有发生过什么麻烦。当然，他们不会在星期天听收音机，但他们过去经常听新闻或儿童节目，如果有什么好听的节目的话，他们也会听。但在听收音机这件事上，他们从来没有干扰过她。不管怎样，她都没有太多时间听收音机，也从来没有因为听音乐或琼在错误的时间打开了收音机而发生任何的争吵。

她曾多次抗议别人要求她做这做那，但没有什么效果。在这种情况下，父母通常立场一致。他们不会彼此对着干，因为如果父母意见分歧，他们的目的就无法实现。

琼从未在家抽过烟。她母亲认为她曾抽过一次，但觉得她并没有真的养成吸烟的习惯。她认为琼现在已经彻底不抽烟了。在抽烟这件事上，从未发生过什么麻烦。她认为琼并不想抽烟。如果她真的抽烟的话，他们是不会喜欢的。他们会阻止她。他们并不反对抽烟本身，如此等等。

琼在男孩子当中一直很受欢迎。她母亲对此很高兴，毕竟，她把他们带回了家。她过去总是带他们回家。他们从未阻止她这样做。至于那些她没有带回家的男孩，他们从不了解，但他们对于这些男孩并不特别满意。在他们住在那栋他们并不满意的大房子里时，她曾带了一两个回家。他们是那种老成持重类型的男孩，不太符合他们的"预设"。他们并没有阻止琼跟这些男孩出去。他们没有制定规章制度。相反，他们为这些男孩祈祷，因为他们觉得这些事情是上帝所不允许的。但他们确实说过，他们希望她的男朋友是基督徒。

下面是母亲对于琼和性行为的一些陈述。 188

1. 我们从未试图阻止琼化妆或参加舞会。我们从没告诉过她不要这样做。

2. 当然，如果她不这样做，我们会更高兴，因为我们必须树立个榜样。

3. 我们自然希望她跟男孩子出去，让她自己变得有魅力。

4. 如果琼想和一个男孩出去，如果那个男孩属于不同的教派，即使他是基督徒，也会很难。

但是

5. 从未发生任何的冲突，因为琼从来都不想涂口红或者跟不属于同一教派的男孩出去。

琼斯先生对琼的描述与他妻子的描述相类似。他们从未对她有所限制。她非常能干，太能干了。她坚强又独立。她通常情况下聪明又活泼。她小时候也是这样。她小时候非常容易兴奋，有时候可能比她哥哥更难管教或控制，不过这种情况只是偶尔发生。从总体上和本质上而言，"从这个意义上说，都是没有问题的，没有惩罚，没有约束"。

大卫的陈述展现了同样的结构。

我们必须将这些谜团放到一种关系的背景之下，这种关系不仅包括与她父母的关系，而且也要将她与丈夫的关系包括进来。

她父母一直期望她富有魅力，但没有采用通常的方式来提升她的魅力。大卫希望她让自己变得富有魅力，但不是为了吸引男人。毫不奇怪，她开始担心自己太有魅力，开始担心有人跟踪她。由于不能表达自己对丈夫的不满和失望，而且内心也不允许自己有这样的感觉，所以她说，他不是她丈夫。她不敢公开拒绝或违抗父母，于是以一种"精神分裂症"的方式清楚地表现了出来。

189

≫ 附录

母亲、父亲和丈夫对琼的一些归因	琼的自我归因
父亲和母亲	
总是很快乐	经常感到抑郁和恐惧
她的真实自我活泼开朗	撑撑场面
家里没有不和谐的关系	完全不和谐，以至于不可能将任何事情告诉父母
他们从未对她有所限制	通过讽刺、祈祷、嘲笑，试图控制她生活中的所有重要方面
琼有她自己的想法	从某种意义上说是真的，但依然害怕告诉父亲她的真实感受，依然觉得自己被他控制着
琼从来都**不想**	
去看电影	她想并且做了
跟不同教派的男孩出去	她想并且做了
婚前发生性关系	她想并且做了
去跳舞	她想并且做了
去餐馆	她想并且做了
去剧院	她想，但做不到
读书	她想，但害怕
丈夫	
琼很自信，也很能干	很不自信
琼和他对一切事物的看法都一样	琼对许多事物有不同的看法

190

9号家庭：欧文一家

≫ 临床视角

玛丽（Mary）20岁。她是一个身材丰满、富有魅力的女孩，行为举止缓慢而谨慎。

她的发病过程遵循了典型的早发性痴呆的顺序。在15岁之前，她显然一直都很健康。之后，她开始对学业失去了兴趣，在班级的地位下降。

她以前一直都很快乐，也很喜欢社交。现在，她开始变得闷闷不乐，也断了跟朋友们的往来。

毕业后，她不能确定自己想做什么，但在别人的劝说之下，进了一个办公室工作。这份工作她做了两年，后来因为缺乏兴趣而离开。此后，她什么都不想做，但在他人的劝说之下，找了另一份工作。三个月后，她因为不能胜任这份工作而被解雇。在接下来的九个月里，她又因为同样的原因而被解雇了两次。不久之后，她第一次住进了医院。

大约就在她离开学校的时候，她养成了各种各样的"习惯"，比如抽鼻子、咳嗽。她会一个多小时坐或站着一动不动。后来在医院里，她会抽鼻子、咳嗽或做鬼脸，她会一动不动地坐着或站着，除非有人要求她动一动，她才会动。

我们看到她时，她已经是第三次住院了，在之前的二十四个月里，她在另外两家精神病院住了二十二个月。

在住院期间，她一直处于与世隔绝的状态，而且在紧张性状态下会猛烈撞击，她因此而为医院众人所熟知。她每天只能通过接受电击和服用三氟拉嗪才能"保持平静"。

自从她生病后，父母发现她在家里开始变得无法控制。尽管他们想让她好转，但在她"恢复得相当不错"之前，他们觉得无法应对她的疾病。

她表现出的精神分裂症症状和体征包括：思维阻滞和过度包容，意识不清，对生命意义的思辨模糊，无法面对生活中的困难，在克服困难的过程中表现出攻击性。

我们注意到，她表现出了情感淡漠和情感-认知不一致，我们在她身上还发现了被害妄想，例如，她认为母亲正在扼杀她的心灵。

据说，她表现出来的情感淡漠突然消失了，转而表现出了毫无意义的、无法控制的兴奋和暴力。

病历上还记录着她表现出的各种刻板动作、做鬼脸、紧张性静止、消极态度、偶尔轻度的小蜡样屈曲（flexibilitas cerea）、自动服从，等等。

她的家族史呈阴性，她表现出的各种症状与她生活的环境之间并不存在关系。

这个病例特别有趣的地方是，她曾接受临床精神病学角度的特别细致的探查，因为她在第一次表现出精神病症状之前就患有疑似脑病。这些对器官的检查结果是阴性的。

193　　父母认为这个女孩"生病了"，这与临床精神病学的格式塔（clinical psychiatric gestalt）基本一致。

在这里，我们将呈现一个完全不同的格式塔，在这个格式塔中，对疾病的**归因**具有了社会可理解性。我们将看到这样归因的疾病是怎样逐渐被当成一个事实，以及她是如何得到相应治疗的。每个人都把她当成病人来对待——这是一个虚幻的魔咒，一个人必须不断地掐自己，提醒自己这一点，除了其他人的行为外，没有任何证据可以证实这一假设，而其他人总是根据这个假设行事，从而使人产生一种确信的感觉，即有关的经验和行为是过程所导致的不可理解的结果，而不是完全可以理解的玛丽所做出之实践的表现，在一个社会领域里，她的立场往往站不住脚，而且人们通常根据这样一个假设来解释她的"行动"（她的实践），即它们是一个神秘、不可消除但又无法确定的病理过程导致的。

同样，我们必须证明，作为有机体或心理病理过程之症状和体征的经验和行为，在多大程度上可以解释为家庭这个社会系统的实践-过程背景中的社会实践。

在这里，我们会和前面一样，也会附上对疾病的所有归因的有效性。

我们将从她母亲、父亲、姐姐、精神科医生、护士以及我们自己的视角回顾玛丽的经历和行为，最后从玛丽自己的视角回顾她的经历和行为。

》 研究结构

这个核心家庭由母亲（46 岁）、父亲（48 岁）、安吉拉（Angela，22 岁）、玛丽（20 岁）和玛丽的弟弟（16 岁）组成。

访谈对象（访谈记录和转录）	次数
玛丽	12
母亲	1
父亲	1
姐姐	1
玛丽和母亲	2
母亲和父亲	1
玛丽和父亲	1
玛丽、母亲和父亲	1
	20（合计）

这表示我们对这个家庭进行了 20 个小时的访谈，这 20 个小时都进行了录音。

≫ 家庭状况

据父亲说，麻烦是从玛丽 15 岁那年开始的。她之前一直都非常温顺，很有合作精神，但后来她开始质问父母，对他们也不再那么尊重了。她开始公然反抗他们。

访谈者：你还记得她公然反抗你的第一件事是什么吗？

父亲：嗯，有一件事一直让我记忆犹新，那就是——她的表现一直都非常好，就像你知道的，那天她放学回家——孩子们都必须问老师一些问题，她问老师的问题是：他是否认为允许老师打孩子是一件对的事情——差不多就是这样的事情——因为她的小伙伴前一天在学校里挨打了。嗯，我很惊讶玛丽竟然会坚持做那样的事情。在那之前，你永远都想不到她竟然会做那样的事情。

访谈者：她这么说的？

父亲：是的。

访谈者：她告诉你这件事的——是她说的？

父亲：是的，她回家后告诉我们的。我们当时什么都没说，但这件事深深地印在了我的脑海里。

访谈者：你很惊讶？

父亲：是的。我对此感到非常惊讶，因为她一直以来都非常温顺、有礼貌。我想这没什么问题，但对老师来说有点无礼。

这只是开始。接下来情况变得"越来越糟糕"。他们认为她可能只是执拗、固执，但"真正的开始"发生在她离开学校的时候。

访谈者：嗯，那后来发生了什么？

父亲：嗯，首先，她会经常抓头发，我们一直叫她不要抓头发——这是第一件事。而且，她坐在那里脚总是不停地晃来晃去——就是一些这样的事情，而且，她做各种这样的事情都有点儿像是为了惹你生气。这是刚开始的情况。

访谈者：像抓头发、晃脚这样的事情吗？

父亲：是的。我们叫她不要这样抽鼻子，但她不听——你跟她说话的时候，她会抽鼻子（抽了两次鼻子）。你看，这就是另一件事。

不过，她父亲的记忆力不如他妻子好。

我们必须把她母亲的观点放到自玛丽出生后她自己和玛丽的整个生活背景中来看待。她觉得，她和玛丽是一对理想的母女。

访谈者：你能告诉我一些玛丽小时候的情况吗？我的意思是说她小时候是一个什么样的小孩？

母亲：很快乐。就是大家都想要的那种孩子。

196

访谈者：那是什么样的？

母亲：她很快乐。她不会给你带来任何麻烦。你给她什么，她就吃什么。你不管什么时候看着她，脸上都会露出微笑，因为她是一个非常漂亮的小孩，金色的卷发，蓝色的大眼睛，胖胖的腿。她很干净，很漂亮。她晚上六点半到七点上床，一直睡到第二天上学——从来没有任何麻烦。她在外面玩的时候会玩得很开心，她会爬墙——嗯——偶尔会被打屁股——但她是个绝对正常的孩子。

对于作为母亲的她自己，她说：

母亲：别人一直说我是最棒的母亲。

访谈者：谁说的？

母亲：我接触过的每个人都是这么说的。我丈夫的老板过去经常说我是"一个多么棒的母亲"。他妻子说她从来没有见过这么漂亮的小孩，说他们如此乖巧、可爱。他们真的很乖，根本不需要打他们或者对他们大喊大叫什么的。他们都很快乐。

所以，在我们看来，她母亲现在对玛丽的称呼就好像她还是一个3岁左右的孩子，而且，不管在玛丽3岁前还是3岁后，她都似乎倾向于把她当成3岁的小孩来对待。

例如，她说：

母亲：我过去经常想："我到底要怎么训练她呢？"但当我们回到自己的家里，我会把她放在床上，和她说话，我坐在她边上，我就让她哭，一开始她会哭将近两个小时。

访谈者：那是六点到十点之间（下午）？

母亲：是的。

访谈者：她八点左右醒了，是吗？

母亲：不是的，她六点半左右就醒了——她刚睡着就醒了。

访谈者：她这个时候已经差不多1岁了吧？

母亲：快1岁了。

访谈者：所以你就坐在她旁边。

母亲：是的。我说："要做个乖女孩，去睡觉吧。"她常常会转过身来对我说："闭上眼睛，去睡觉。"然后她就搂着我，又开始哭。嗯，她说完这句话，没过一会儿，她又开始说话了。

访谈者：我明白了。但你会跟她说话。

母亲：我会坚定地对她说："该睡觉了，安吉拉已经睡着了。"慢慢地，这种情况变得越来越少，大约三个星期后，她便不再需要操心了。

欧文夫人的态度还有另一个特点，那就是：她对待玛丽的方式就像护士对病人一样。在她看来，玛丽是一个生病的孩子，她必须度过一段艰难的时期，但她有责任这样做。

不过，据她所说，玛丽在很多方面都跟她极为相似，也就是说，在玛丽健康的时候。

> **母亲**：我们品味相同，我们喜欢同样的颜色，嗯，嗯，直到最近——玛丽的品味变了，她开始喜欢穿厚厚的针织衫和肥大的衣服，我不喜欢这些——但在她 17 岁之前，我都可以去给她买东西，或者她去给我买东西，而且我们买的东西都正是对方想要的——我们喜欢的东西一模一样。

在玛丽"生病"之前，一切都很顺利。之后，她开始"把自己和我隔绝开来"，她开始变得自私叛逆、自以为是、鲁莽放肆。

> **母亲**：我现在完全搞不懂她，我不知道她在做什么，也不知道她在想什么。我**必须**认为她是生病了，否则我受不了。

这是一个大家都很熟悉的故事。欧文夫人发现，她自己和玛丽之间的距离越来越远了，这让她特别不安。她们两人过去是一样的，但现在不同了。在她母亲看来，这种差异似乎就是疾病的本质。分离的迹象常常会遭到否定，或被归因于坏（自私、叛逆、鲁莽放肆、执拗固执）或疯狂。

但这并不是全部。欧文夫人有一个"可怕的老母亲"。尽管她恨她，但她也很怕她，在她 22 岁的时候，经过一场剧烈的内心斗争，她才离开了家，并结了婚。她母亲总是说她病了，要为她做各种事情。她很自私。她父亲很严厉，而且很风趣——他总是话里有话，但如果你知道该如何对待他（就像她所做的），你就可以和他相处得很好。

她感到自豪的是，她和玛丽的关系复制了她和她父亲（现已去世）之间的关系。就像一个朋友告诉她的："……只要你在，你父亲就还活着。"

虽然欧文夫人觉得在和玛丽的关系中她就是她的父亲（那么，玛丽是谁?),但她却在自己都不知道的情况下用和她母亲一样的方式对待玛丽,似乎鼓励玛丽像她看待她自己母亲一样看待她,并对她说一些她(母亲)从未对她自己母亲说过的话,做一些她(母亲)从未对她自己母亲做过的事。

也就是说,欧文夫人认为,在和玛丽的关系中,她自己是:

1. 一个好母亲——

"别人一直说我是很棒的母亲",等等。

2. 一个坏母亲——

"我觉得是我做错了什么。"

3. 她自己的父亲。

此外,她认同玛丽,并诱使玛丽把她看成"一个可怕的母亲"。

下面两个例子可以让我们看到欧文夫人对待玛丽的令人困惑的方式。

正如我们所看到的,欧文夫人说,她在和玛丽的关系中又成了她父亲:"我和玛丽知道这件事,但其他任何人都不知道。"

现在,"她父亲"很有幽默感。体现她幽默感的一个例子是,她过去经常取笑玛丽和她的男朋友。她过去经常开玩笑说,他老是抽鼻子、眨眼睛。"我们和玛丽还有她男朋友一起玩得很开心。"在她看来,玛丽也会认为这是一件有趣的事情,但玛丽说的事实上却恰恰相反。她非常痛恨母亲的"乐趣"。这种痛恨是她生病的另一个征兆,她母亲希望医院能帮助她康复。

欧文夫人举的另一个例子展现了她的"幽默"以及她"鼓励"玛丽的方式。玛丽第二次出院后,找了一份办公室的工作,但几个星期之后就不干了。在第三次住院期间,她害怕再找一份办公室的工作,因为住院两年后,她已经习惯了住院的方式,已经对自己失去了信心。

　　母亲：我们星期天来看她，她很担心星期一出去工作的事情——"我做不到，我知道我做不到。不行，我做不好的。"我说："对，没错，你会做不好的，对吗？你会把事情弄得一团糟的。"我想用这种方式开玩笑。

　　访谈者：哦，我明白了。你这样说是开玩笑？

　　母亲：是的，但她什么事情都担心。

　　从玛丽那里收集到了更多关于她的经历和行为的资料之后，我们将回过头来继续探讨玛丽和她母亲之间的互动。

　　玛丽说，她想做的是让自己成为一个独立的人，特别是独立于她母亲的人。她觉得母亲正在扼杀她的"个性"或"思想"。她痛恨母亲的这种行为，但又觉得她不能感情用事。她说，她母亲常常叫她去做一件事情，然后又问她为什么不做相反的事情。她觉得，在关于她男朋友的事情上，母亲把她弄糊涂了，而且母亲还怂恿她跟他分手。她现在觉得，如果她当时知道自己的感受，她就不会那样做了。她母亲很善良，为她做了很多事情，但她（母亲）却要求她为所发生的一切承担责任。她不想再从母亲或者与她相似的人那里得到任何东西，也不想再向他们提任何要求了。

　　她母亲认为这是忘恩负义、自私自利——这是她所患疾病的另一个方面。

　　玛丽说，母亲总是把想法放进她的脑子里，从不让她有"自己的想法"。她从16岁起就一直努力不让母亲干扰她的想法。她觉得，虽然没有完全成功，但她在某种程度上坚持了自己的想法。

　　在学校里，她真正感兴趣的是绘画，但在她父母看来，"这不是教育"。如果能回到过去，她觉得她可能会重新发现自己的生活。

　　她父母都认为，玛丽在学校的音乐和绘画成绩都很好。但他们对此有一个解释。

　　母亲：我认为玛丽逃掉了很多惩罚，因为她有许多获胜的方法。所有人都喜欢她，所有人都对她关爱备至。

访谈者：你这么说的意思是什么？

母亲：嗯，在那种考试中——我并不是说数学、英语之类的**不能**用其他方式，而只能用一种方式来打分的考试——而是说艺术、作曲之类的考试——她可能会比另一个写了同样的东西但不太吸引人的孩子获得更高的分，因为她是玛丽。

访谈者：你当时是这样认为的吗？

母亲：是的。

访谈者：你当时是这样想的？

母亲：是的，是的。

访谈者：你的丈夫，他当时也是这样认为的吗？换句话说，你丈夫也认为对玛丽的评价过高了吗？

母亲：是的。

在玛丽看来，她 11 岁时母亲做了甲状腺手术后，她就开始和母亲闹矛盾了。据玛丽说，她母亲在这次手术后对她的态度就变了。她故意刁难她，总是责怪她。她也没做什么，就是不停地说。她无法阻止母亲一直在她面前说，母亲的话开始把她弄糊涂了。她想了各种计策来阻止母亲滔滔不绝的话。下面是她用到的一些计策。我们必须记住，如果我们现在观察到的情况是过去的某种指标的话，那么，像**离开**或者让母亲**闭嘴**这样的计策是不可行的。

1. 她会让自己**内心变得僵硬**。

访谈者：你看，假设你有一个观点，而你母亲提出了相反的观点，假设——我的意思是，你母亲的观点可能是对的——假设你知道母亲的观点是对的——你可以看出她真的是对的——你会怎么做？你会同意她的观点还是依然坚持自己的观点？

玛丽：我会忙着思想斗争，看不出她是对的。告诉你我是怎么做的吧，我会变得有点儿僵硬，这样就没有人能责怪我了。

访谈者：整个身体吗？

玛丽：是的，这样她就不能责怪我了，谁都不能责怪我，这样就没有人能改变我的观点了。

访谈者：你能给我展示一下你是怎么做的吗？

玛丽：不能，我不能给你展示，因为我就是这么做的——

访谈者：你是不是有点儿像这样、那样——还是怎样？

玛丽：我就是有点儿像那样。我展示不出来，因为——

访谈者：你的意思是说在内心？

玛丽：是的。

访谈者：哦，我明白了，在内心——你会让自己内心变硬？

玛丽：没错。

访谈者：你母亲没有注意到这一点吗？

玛丽：没有，我现在还能这么做，因为她不知道，但我不能一直这样做。

2. 她试图**把所有人都拒之门外**。

和母亲在一起时，以及后来和医院的护士在一起时，她都试着像她们一样，但却遭到了禁止。所以，她就把所有人都拒之于门外。

玛丽：我开始想——试着——像护士们一样，但我却让一切都变得太难了，比实际的困难还要难。

访谈者：住院的时候？

玛丽：是的。

访谈者：你是怎么做的？

玛丽：嗯，我将一切东西都拒之门外，然后不知怎么的，我又得再次找到这些东西，我发现有一座桥——我得再出去一次。

3. 大约 15 岁的时候，她开始觉得母亲"很讨厌"。她还觉得母亲把她的（母亲的）想法放进了她的脑子里，不让她有她自己的想法。不过，她害怕从这个角度看她母亲，她会感到困惑、羞愧，会故意把自己弄糊涂。

在她自己看来，如果她去思考一些母亲想让她思考的东西，那她就不是她自己；而如果她不去思考母亲想让她思考的东西，母亲就会认为她疯了或者很坏。

203 下面的对话发生在欧文夫人一直说玛丽出了什么毛病之后。

> **玛丽**：你觉得我出了什么毛病？
>
> **母亲**：嗯，我觉得你的神经有点紧张。我的意思是说，也许有什么事情正困扰着你，而你却不能告诉我。
>
> **玛丽**：没有。
>
> **母亲**：嗯，你总是说没有，就是没有，但我只是告诉你我当时的想法。
>
> **玛丽**：我从来没有——（停顿了一下）——哦，我明白了，有的。嗯，就是你在困扰着我。
>
> **母亲**：（大笑）
>
> **玛丽**：而我过去没有意识到这一点。
>
> **母亲**：你过去没有意识到是我在困扰着你吗？
>
> **玛丽**：是的。
>
> **母亲**：也许吧，有可能是这样，但我个人认为是你的工作在困扰着你。
>
> **玛丽**：是的，当然——不会是你的，对吧？
>
> **母亲**：这太无礼了，我认为一个母亲是不会做这样的事情的。对任何母亲都不能这样说话，你现在对我真的很粗鲁无礼。

4. 屏住呼吸、站着一动不动、抽鼻子、咳嗽等都是她用来对抗母亲的侵犯的方法。

> **玛丽**：我过去经常屏住呼吸，因为母亲过去经常很快就去做

其他事情了，而且（停顿了一下）。

访谈者：你是说走来走去吗？

玛丽：是的。

访谈者：你的意思是说你母亲过去总是在屋子里快速地走来走去吗？

玛丽：是的，她做所有事情都这样。

访谈者：那你怎么做的呢？

玛丽：有点像那样站着。

访谈者：你能给我演示一下吗——坐在椅子上？

玛丽：好的。我只是有点（演示她是怎么做的）。

访谈者：用你的胳膊肘？

玛丽：我会等到她不说话，然后我或许还能再思考。她似乎阻止了我思考。

访谈者：你母亲当时在干什么？

玛丽：她就在那里不停地说着她必须做的工作。她从不停口，然后去做这些工作或者继续做这些工作。她就是不停地说着她必须做的工作，滔滔不绝。

访谈者：她这样做的时候你有什么样的感觉？

玛丽：嗯，这些工作和我没有任何关系。如果她有工作要做，她就应该继续做她的工作，不是吗？

访谈者：当然，当然，但我的意思是，当她这样做的时候，你内心有什么样的感觉？

玛丽：哦，我不知道，她似乎阻止了我思考。我无法解释我的感受——你知道的，有点沮丧。

访谈者：这个时候你是不是屏住了呼吸？

玛丽：是的。

访谈者：嗯。

玛丽：是的。你知道的，这是为了阻止她影响我。这似乎会影响我的头脑以及所有的一切。

玛丽的姐姐安吉拉和她母亲分别讲了两个故事，其中包含的进一步的证据表明，这种所谓的紧张性行为其实是实践（praxis）。

安吉拉：她有一个习惯——嗯——全身僵硬，一动不动，她会突然坐在椅子上，全身僵硬——你不能动她，你不能——你不能和她说话，你完全不能让她有任何反应。

访谈者：她这个样子会持续多久？

安吉拉：哦，她会那样持续半个小时或者更长的时间。我记得，有一次，她走进前屋，一只手放在长沙发上，一只手放在椅子上，就那样弯腰站着，她一直那样站着——哦，我记不清了，也许站了一个小时。她不肯动。最后，他们不得不找了个医生来，因为他们认为她可能有什么不对劲（微笑）。其时，我们住在一所大房子的房间里，房东太太走进了前屋，玛丽看到了她，就停了下来，你知道的，这很自然。房东太太一出去，我父亲再次走到她边上，她就又开始了（大笑）。

访谈者：所以你觉得这是玛丽能控制的？

安吉拉：哦，是的，是的。这绝对是在她的控制之下，我敢肯定。

母亲说，从玛丽在她姐姐婚礼上的表现来看，她"好多了"。

母亲：玛丽在婚礼上的表现好多了，玛丽是伴娘。

访谈者：她在婚礼上的表现好多了？

母亲：是的。因为事情发生得很突然。我在婚礼前三个星期的星期天去看她，我对她说："安吉拉的婚礼怎么办，你总是要当伴娘的。"我说："婚礼的时候你会好起来吗？"——我这是在试图劝她不要那样做。"哦，你继续说！"她说。我说："嗯，玛丽，安吉拉处境很难。"我说："因为她需要一个伴娘。"我说："如果你不能去的话，她的朋友就会代替你去。"我说："如果你能去的话，安吉拉就会有你们两个伴娘。"所以，在当天晚上或者第二天早上，我不知道她服用了多少片阿司匹林，而且有很长、很长一段时间我都不知道。

> **访谈者**：她是想自杀吗？
>
> **母亲**：是的。当她清醒过来的时候，她就完全恢复了正常。
>
> **访谈者**：你说的"她完全恢复了正常"是什么意思？
>
> **母亲**：嗯，她在每一个人看来似乎都完全正常。

所以，玛丽在婚礼上的表现在每一个人看来都完全正常，之后她马上就回了医院。

不过，玛丽认识到了她之前所采用的危险计策所带来的一些后果，因为这些计策不是始终都能容易地随意放弃的，而且，它们可能会带来一些无意的次要后果。

例如，如果你把人们都拒之门外，把事情都抛诸脑后，那你可能就会停下来，感到空虚，而且必然会害怕现实以迫害的形式涌入或挤入。

> **玛丽**：我害怕我会停下来，然后所有我推回去的东西都会冲过来打我，把我撞倒。
>
> **访谈者**：你说的"停下来"是什么意思？
>
> **玛丽**：嗯——嗯——就是我不能——（停顿了一下）。
>
> **访谈者**：你是说你害怕自己以某种方式停止生活，还是什么？
>
> **玛丽**：就是我不能，或者我真的——哦，我不知道，如果你知道我是什么意思，我就好像再也想不起来了，这只是因为我——哦，我不知道——（停顿了一下）。
>
> **访谈者**：只是因为？

玛丽：嗯，我——（停顿了一下）——把一切都推得离自己远远的，我不能继续把它从我身边推开了，是吗？当到了再也没有什么东西是我可以推开的时候，那就是我停下来的时候。

访谈者：你的意思是说把你的问题推到一边，或者是思考你的问题，还是什么？

玛丽：不，只有人。

访谈者：不想跟人相处，还是什么？我猜，你是想让人们都远离你的生活吧？

玛丽：是的。

访谈者：嗯？

玛丽：我就是这么做的——让人们都远离我的生活，然后——（停顿了一下）。

访谈者：你说的"把一切都推得离自己远远的"就是这个意思吗？

玛丽：我不是故意这么做的，但是，嗯——哦，我知道是什么了，我的意思是，我不再把好的事情推到一边然后尽遇到些坏的事情。

访谈者：你不再把好的事情——

玛丽：我摆脱了——（停顿了一下）。哦，我不知道，我已经失去了与现实的联系，我似乎失去了与现实的联系。这太荒谬了（停顿了一下）——思考就是对的吗？你应该好好想想，不是吗？

如果不是从生物学的意义，而是从存在的意义上来说的话，这样停下来就意味着死亡。

到目前为止，某种程度上已经证明，玛丽被放在了一个站不住脚的位置上，她无法做出任何更为常见的举动，例如，逃避现实、控制其他人、认同，而不会导致太大的负面影响。唯一看似可行的举动是咳嗽、抽鼻子、屏住呼吸、站着或待着一动不动、内心变得僵硬、停止思考、把所有人都拒之门外。如果她把整个世界都看成她的母亲，那么她就有可能带着这样一种预设来对待所有人，即每个人都会用像她母亲对她的方式一样对待她。

这样一来，她就处在了不利的境地。移情是正常的现象。当她从家到了医院，可以预料，她难以将这两个社会系统区分开来。她的家庭环境和精神病院太像了，因为从她很小的时候起，她母亲就把她们之间的关系定义为一种护士-病人关系。

就像在家里一样，她必须征得允许才能出门，她不可以拥有属于她自己的钱，她被告知说她"生病"了，她应该会好起来的。但是，生病就意味着她执拗固执、叛逆反抗、忘恩负义，意味着她缺乏情感或产生了错误的情感。她住在一个女病房里，当她喜欢上了一个男病人，他们就会告诉她不要卷入感情，等等。

在这个病例中，我们的观察一直持续到玛丽开始获得某种程度的真正的自主和独立。在每一点上，我们都遭到了她父母的反驳，我们眼中的独立在他们看来是自私、自负。

> **玛丽**：我第一次回家时，我母亲说事情不对劲，但我当时很快乐。我比以前更快乐了——我真的觉得自己站在了世界之巅，有点类似于这样的感觉，嗯——我还觉得很自信，嗯，她说我太自满了。
>
> **母亲**：玛丽，你知道我不是那个意思。你一回家就马上跳槽了。
>
> **玛丽**：我周末回家的时候，你说我身体还没好，说我自私、太自满，如此等等。
>
> **母亲**：嗯，玛丽，你那时就是很自私。那是因为你生病了。
>
> **玛丽**：病了。
>
> **母亲**：嗯，所以在我们看来，你就是很自私。

玛丽： 我是怎么自私的？

母亲： 嗯，我现在不记得了，但我确实知道——

玛丽： 不是的，你现在不会告诉我，所以我不知道该怎么——所以，如果我再好一点，我也不知道自己是对是错，不知道自己什么时候会再次垮掉，不知道自己该做什么。

母亲： 这就是我所说的自私，把你的观点强加给我，而不是听我的。

玛丽： 嗯，你过去都是把你的观点强加给我，而不听我的。你看，这是双向的。

母亲： 我知道。

玛丽： 但我在家的时候一直都必须听你的，因为你是我母亲。看——我不可能自私——但如果你自私，那也没错。你没有因为自私而生病，你只是我的母亲，如果你自私，那就是对的。

母亲： 我知道你的意思。

访谈者： 在你认为她不是自私就是生病了时，她实际上正在做些什么——她到底在做些什么？

母亲： 嗯，我不记得了。

访谈者： 你不记得了？

母亲： 但我的意思是，我记得当时说她很自私。

研究未能揭示玛丽是怎么自私的，而只发现她不再把一切都告诉母亲，在做事情的时候也不再征求母亲的意见和许可，等等。

欧文夫人很难不认为玛丽生病了，例如，当玛丽说她在家里感觉很枯燥乏味，想自己离开时。

玛丽： 我以前就告诉过你了，不是吗？

母亲： 是的，你以前告诉过我，但是现在更糟糕了。

玛丽： 嗯，我可不会说更糟糕。

母亲： 好吧，那它变得更强大了。

玛丽：我不会说它更糟糕了。我不会认为这是一种变得更糟糕了的疾病（停顿了一下）。它只是我**想要的**东西。如果你想要某种东西，那它就不是一种你想要的疾病。如果你想结婚，你不会说你病了，对吧？

母亲：不会。

玛丽：嗯，这就好像是说你想要一份事业，不是吗？你一直说："嗯，等你找到真正想要的东西。"我永远都找不到它，是吗？俗话说："不要一直坐着等。"你不知道你将要经历些什么。 *210*

母亲：我说过，"要有耐心地等你好起来"。

玛丽有一次谈到要独立。她说，这包括要把她自己塑造成一个人，要为她自己找到究竟想要什么样生活的答案。这甚至可能包括离开家。

母亲：嗯，我认为，玛丽想要为独立的想法——并不意味着你想做什么就能做什么，而是意味着你能为自己的生活树立一个榜样——找到实施的方法和途径。但独立并不意味着你出家门却不告诉任何人你要去哪里，而你很担心她去了哪里——这在我看来并不是独立。

玛丽：我出门时并没有想我要独立的事情——天哪——

母亲：哦，我不是说你离开的时候。

访谈者：但你认为这与独立是一致的，不是吗？

母亲：嗯，这也许是一种独立，但它不是一种正确的独立。她可以独立，她可以自己做些安排，然后说"我周一会出门一周"，或者无论什么时候都可以——"我找到了一份不错的工作之类的"——告诉我们一声，然后体面地离开。

访谈者：但如果她没有对你说那样的话呢？

母亲：嗯，如果她不想让我知道，她可以说："嗯，听着，妈妈，我打算出门，但我不愿意让你知道我要去哪里，也不愿意你去打扰我。"我会说："那好吧。"这依然是正确的方式，不是吗？

玛丽：但是我什么时候做错过呢？

母亲：当你离开我们的时候，我们就会想你过得怎么样、你在干什么。

玛丽：我什么时候做过这样的事？

母亲：你从来都没有做过，这是你谈论做事——谈论独立的方式。

玛丽：哦，真见鬼——我不是那种人。

母亲：嗯，你说你想自立，想自力更生，不是吗？

玛丽：我不知道我现在是否想这样做——（停顿了一下）——我之所以要离开家，是因为我觉得我不能和你友好相处。

母亲：是的，我一直都劝你离开家，不是吗？甚至我们在埃克赛特的时候，我也曾建议你——离开。我们想让你参军，但你不听。

我们必须提醒自己，欧文夫人在谈论的是一些从未发生过的事情。最重要的是，有一次，玛丽在吵了一架之后出去了，没说她要去哪里，过了几个小时就回来了。母亲不明白玛丽一再强调的一点，那就是她不想被他人命令着去成为一个自主的人。

10 号家庭：金一家

>> 临床视角

黑兹尔（Hazel）16 岁。她入院时处于一种紧张状态。她什么都不说，不动，也不吃。她看起来很害怕。她开口说话时，声音很小，她说她怕母亲想毒死她，要不然就是要丢掉她。她认为学校里的女同学都说她又笨又傻，说她想杀了她的弟弟们。

三个多月后，她逐渐从这种状态中恢复了过来，直到成为父母眼中正常的她自己。

我们的研究从这个相对恢复期，一直持续到第二次不那么严重的发作期，再到第二个部分恢复期。

>> 研究结构

访谈对象	次数
母亲	2
父亲	2
黑兹尔（16 岁）	3
弟弟（13 岁）	
弟弟（11 岁）	
母亲和黑兹尔	2

续前表

访谈对象	次数
母亲、父亲和黑兹尔	4
母亲的父亲（布朗先生）	1
母亲的母亲（布朗夫人）	1
母亲的姐姐及其丈夫（布莱克先生和布莱克夫人）	1
母亲的妹妹及其丈夫	1
母亲、父亲、母亲的母亲和黑兹尔	1
	18（合计）

这表示我们对这个家庭进行了 17 个小时的访谈，其中 14 个小时进行了录音。

≫ 引言

对这个家庭的初步调查花了两年的时间。在此期间，我们对这个家庭不断地有新发现。直到见到她的外祖父母和姨妈、姨父，一幅围绕黑兹尔整个家庭状况的可理解的画面才变得清晰起来。

从黑兹尔家庭状况的实践和过程来看，她的精神分裂症经历和行为在多大程度上是可以理解的？

下面呈现的是对摆在我们面前的多种观点的综合。

214

≫ 家庭状况

这是一个中产阶级家庭。金先生是一名生物化学家。他在澳大利亚出生，在那里长大，他的家人至今依然生活在那里。因此，在这种情况下，这个家庭的家庭关系只包括金夫人的家庭。

就目前而言，我们可以将金夫人的外祖父视为这个家族的创始人。他出身于工人阶层，积累了相当多的财富，他把这些财富传给了他三个女儿中的老大，他没有儿子。患者母亲的姨妈现在掌握着这个家族的经济大权。患者的外祖母是家里的二女儿，金夫人也是。外祖母一直觉得被她姐姐烦透了，让她几乎没有时间照顾她自己的大女儿。不过，她和黑兹尔的母亲之间却建立起了一种非常密切的关系。我们将在下文中看到这种关系是多么不同寻常。

这位外祖母虽然生活在她姐姐的阴影之下，但她也拥有一个自己的帝国，其中包括她的丈夫和整个金氏家族。她丈夫已经三十多年没有工作了，全家人都认为她完全控制了他的情感和经济。

据她自己、她丈夫还有她姐姐所说，黑兹尔的母亲从小就有一种强烈的愿望，想超越她姐姐。此外，她跟她母亲一样，也希望把家庭财产从大女儿（黑兹尔母亲的姨妈，即外祖母的姐姐）手上转给二女儿（她和她母亲）。这就意味着要生一个长孙。鉴于此，她确实在她姐姐之前结了婚，并生下了第一个孙辈。但遗憾的是，这是一个女孩——黑兹尔，布莱克夫人在她结婚后几个月也结了婚，并在黑兹尔出生后的几个月生下了第一个男孩——长孙，当然，金夫人后来也生了第二个孩子——一个男孩。金夫人和她母亲一直以来都强烈地感觉到这是一次多么痛苦的打击，他们的运气是多么糟糕。金夫人还觉得，她的姨妈和姐姐从未原谅她先结婚的事情，而且从黑兹尔出生的那一刻起，她们（姨妈和布莱克夫人）对她和黑兹尔就不屑一顾。

根据我们对布莱克夫人的直接了解，这种归因是没有根据的。尽管如此，她们还是继续渲染金夫人和她母亲对她的看法。不过，她们一直保守这个秘密，布莱克夫人似乎完全不知道她母亲和金夫人对她的强烈而复杂的情感，也不知道她们认为她对她们怀有的情感。虽然金先生不可避免地意识到了妻子和她母亲之间的密切关系，但他不知道她嫁给他主要是因为家族阴谋（如果他现在还相信她和她母亲的话）。他们结婚后，金夫人不愿意离开她母亲，所以他们没有出去度蜜月。直到她丈夫在她父母家正对面买了一套房子，她才同意跟他一起住。她姐姐确信，她生命中没有哪一天是金夫人不见她母亲、她母

215

亲不见金夫人的。邻居们开玩笑说"什么时候在他们两家之间挖一条地下通道"。

金先生从来都没能让他的妻子跟他一起出去度假。如果让他选择是跟妻子及其父母一起出去度假，还是他自己出去度假，他会选择后者。

> **访谈者：**嗯，那么，你和你岳父岳母讨论这种问题的可能性有多大，因为我感觉你真的认为他们严重干扰了你们的私生活？

> **父亲：**嗯，他们一直以来都是这样，以至于我不能让我的妻子和我还有我的家人一起出去度假，她坚持要和她的父母一起去，正如我所说，这在某种意义上是第二个问题。

> **访谈者：**是的，这真的非常重要。

> **父亲：**这是件很奇怪的事情。我的意思是说，战后，我确实和他们一起走了，但后来我觉得这有点太过分了，我决定，如果她不愿意跟我还有孩子们一起走（稍微笑了笑），我就不会跟他们一起走，事实上，我通常不会这样做，尽管我很愿意尽我所能地帮助他们安排。

> **访谈者：**这是不是说只有你被留在了家里？

> **父亲：**对，是的。

他清楚地知道，他做了什么其实并不重要。

在厌恶的情绪之下，他离开了一会儿，但后来又回来了，因为他觉得自己对孩子们有义务，"要尽可能地把他们从困境中解救出来"。

不过，据我们判断，金先生无法以任何有效的方式进行干预。他说，无论他什么时候觉得自己可以采取某种立场，他都害怕这样做，这主要是因为他觉得，如果他打乱了建立在妻子与她母亲之间极其密切的关系基础之上的家庭系统，他妻子就会崩溃。

我们的印象是，与其他家庭相比，精神分裂症患者家庭是相对封闭的系统，后来生病的患者尤其被封闭在了这个家庭系统之中。没有哪个家庭的情况像金一家的情况这么严重。

黑兹尔在很大程度上被禁锢在了与她母亲、外祖母、外祖父的关系之中。他们甚至禁止或阻止她与她父亲还有她的弟弟们建立关系。

他们从来不让金先生单独带黑兹尔出去，用金夫人和她母亲的话说，因为"他不可信"。她们这话的意思就凭读者们自己想象了。

自黑兹尔上学以来，一直都是外祖父陪着她进出大门。这是他的 主要任务之一。他还负责接送她去主日学校——这是允许她参加的唯一课外活动。

在她整个一生中，他们从不允许她在无人陪伴的情况下上街。除了在学校或主日学校外，她从未见过任何女孩或男孩。她从未带任何女性或男性朋友到家里。由于她母亲和外祖母自己几乎从不与人交谈，整个情境实际上已被封闭。金先生认为，这一切对黑兹尔不利，但"很难处理"，他不知道自己能做些什么。

金夫人对这种特殊情况给出的理由是：这正是黑兹尔想要的。她觉得她理解黑兹尔，因为她跟黑兹尔的感觉是一样的。她不想离开自己的母亲，并认为黑兹尔也没有任何这样的想法。在她看来，黑兹尔和她一样，不想交朋友；不喜欢见人，不喜欢一个人上学或放学，也不喜欢和其他女孩在一起。她还认为，黑兹尔不喜欢她的表妹，嫉妒她。

这些归因让人难以接受，因为黑兹尔自己表达了相反的观点。

例如，

> **父亲：**是的，我一直在想，我们是不是没有鼓励黑兹尔充分地与人交往，家庭关系太过紧密，只有外祖父母、表亲等，我们没有鼓励她对家庭以外的人产生足够的兴趣。我在想这是否有可能是导致目前状况的一个原因。我认为黑兹尔受到了过度的保护，一直都有大人或其他人陪着——我认为事实就是这样，不是吗，西比尔（Sybil）？

母亲：嗯，我不知道，我想，在我看来，她似乎从来都不想那样一个人出去。

父亲：不是的，是真的。我的意思是，当她从学校坐公交车回家时，你父亲经常去——

黑兹尔：我不喜欢那样。

父亲：你不喜欢那样？

黑兹尔：不喜欢。

后来：

父亲：她一直被大人照顾着，都是外祖父陪着上学放学——

母亲：（打断了父亲的话）哦，她是这样。她喜欢这样。我的意思是，这是——这是我父亲应该做的事情，我的意思是，你知道的。他喜欢散步溜达，你知道的。

黑兹尔：我不喜欢这样。

母亲：不喜欢——好吧。

父亲：你不喜欢他来吗？不喜欢，如果你总是由外祖父陪着上下学的话，其他女孩可能会觉得很奇怪。

母亲：你说过你不喜欢一个人坐公交车回家。

黑兹尔：哦，我不介意一个人回家。

尽管她母亲和外祖母对待她的方式对她产生了严重影响，她们甚至把她和她父亲隔离了开来，但她们的行为同时也是矛盾的。

虽然她们不允许父亲和黑兹尔在一起，但却经常指责他，要么说她陪黑兹尔的时间太多，要么说他陪黑兹尔的时间太少。例如，她们说他把黑兹尔宠坏了。

访谈者：你是说她在生闷气。她生闷气的时候，你做了什么，或者你丈夫做了什么？你们是怎么处理的？

母亲：我想，我恐怕会让她一个人待着。

访谈者：你会让她一个人待着。那你丈夫呢？

母亲：嗯，要说真有什么的话，其实，相比于男孩子们，他更娇惯黑兹尔。我想他有时候会走近她，试图处理她的问题，但是——

访谈者：他是怎么处理她的问题的？

219

母亲：嗯，我想他会试着跟她谈谈，真是这样。他会把她带到一边，问问她为什么生气。

父亲和母亲当着黑兹尔的面表达了对她强烈的矛盾、失望的情感，说她是一只丑小鸭，肥胖、笨拙，没有社交礼仪，也没有魅力。

父亲：她并非完全没有头脑。

母亲：当全家人都认为一个孩子身上有很多缺点时，这很难不影响到你。

不过，她母亲说，她不知道黑兹尔从哪里得到的想法，觉得她自己不聪明。也许是因为学校里的女同学都说她傻所致。她和她丈夫一直告诉她不要担心考试，他们也不让她参加小升初考试，因为他们不想给她压力。

母亲：我个人认为她相当聪明，但还没有显露出来——不知道你是否懂我的意思（微微笑了一下）。她悟性很强，常识和记忆力之类的都很好。她不擅长算术之类的。

金夫人从未想过黑兹尔会不开心。当然，她有时会闷闷不乐，但那是因为她总是嫉妒她的弟弟们。黑兹尔的母亲不明白为什么她会变成这个样子，因为她"真的"获得了所有的关注。她说，黑兹尔事实上是被宠坏了。不是金夫人宠坏了她，因为她从不娇惯她的孩子们。是外祖父和"其他人"宠坏了她。黑兹尔也许是生她丈夫的气。他从来都没有像一个父亲那样对待孩子们。金夫人从来没有和黑兹尔很亲近过。她和两个儿子的关系更为亲密，但这仅仅是因为黑兹尔是一个

220

很难对人吐露心声的孩子。通常情况下，她都是自己一个人默默地流泪，金夫人曾试图"弄清她的想法"，但没有成功。相比之下，金先生与黑兹尔的关系要更亲密一些。

黑兹尔 10 岁以前很不听话，但自那以后，她就没惹什么麻烦了。

金夫人对黑兹尔的态度反映出了一种矛盾的心理，这让观察者们很是困扰。黑兹尔虽然被如此"过度保护"，但同时也遭到了忽视和冷淡的对待。

在她出现了一定程度的紧张时，病房护士观察到了母亲、父亲、女儿在一起时的如下情况。

> 今天下午，我觉得母亲对黑兹尔的感受完全不感兴趣，而父亲似乎丝毫不受此影响。孩子躺在床上，我想亲自过去安抚她。母亲坐直了身子，伸出手来，或多或少地朝孩子伸出了双臂，让孩子可以真正地抚摸到母亲，而不是母亲去抚摸孩子。我唯一一次看到她表现出兴致勃勃的样子是在她谈到她两个儿子的时候，这让我很恼火。父亲——他说话的声音很单调，好像有一半的时间他都是在绕圈子，嗯，你知道的，他说来说去都是"我必须做点什么了，医生希望我谈谈"，除非医生提示他，否则几乎没有什么不同的说法。黑兹尔不吃东西的时候，母亲似乎并不担心，她更关心的是儿子们，他们吃饭的时候，她会坐在他们边上，甚至在黑兹尔生病的时候，她也是如此，因为她——她丈夫说这是——营养不良，他们似乎不会因为黑兹尔不吃饭而担心。母亲笑了笑，她真的不会——她有时候似乎一点也不担心。我不明白她觉得什么东西好笑。母亲说她睡不着，她躺在了黑兹尔的床上，但睡不着——如果孩子生病了且一直处于不安的状态，母亲怎么能睡得着——我当时都想去安抚这个孩子。她带儿子们进城的时候，会把黑兹尔丢给外婆，而当时她显然已经生病了，她跟在母亲后面，奇怪地看着她。母亲说她不喜欢这样——不喜欢黑

221

兹尔看着她的样子。之后，父亲打电话给他的姐夫，姐夫说她生病了，这是他的命——他似乎并不认为他应该为此付出太多。当母亲和黑兹尔坐在一起时，她的话听起来好像她非常勇敢，而此时孩子却——觉得非常奇怪，看起来很奇怪。

金先生说，相比于黑兹尔的病，他觉得让他妻子更难过的是不能再要一个孩子。据他所说，她一直都把这件或那件出了问题的事情怪到黑兹尔头上，现在又开始反感她。

不过，金先生虽然看起来是夫妻二人中较理性的那一个，但在他的陈述中，他表现出来的矛盾和困惑丝毫不亚于他的妻子。在谈到妻子想再要一个孩子的想法时，他对整件事情都含糊其词，甚至在被问到他妻子最近是否有可能怀过孕时，他也说得含混不清。他妻子可能流产了，但如果她流产了，"她也没问过我的意见"。这一切都可能是他妻子、她母亲还有她姐姐安排的。不管怎样，如果他妻子没有四个孩子，那就是她的错。

当再次说到他妻子反感黑兹尔时，他报告说自黑兹尔第一次"崩溃"后，她就开始陪着她一起睡。她告诉他，她之所以这么做，是因为黑兹尔晚上会叫她。金先生对此表示怀疑，他说他妻子的行为是为了满足她自己的某种需要，而不是为了满足黑兹尔的需要。

金夫人极度歇斯底里，经常咯咯地傻笑，心不在焉，冷冰冰的，并因为极度地紧缩自己而承受着多重焦虑。例如，她不知道自己是否达到了性高潮，她不确定丈夫是否与她进行了"适当的"性交；她不确定他是否采取了避孕措施，也不确定他是在她体内射精还是体外射精。

自结婚以来，除了去当地的商店购物以外，她几乎从未在无父母陪伴的情况下出过门。她对旅行、与人交往有着广泛的恐惧。她的自我意识就相当于是街上的人们看着她产生的想法，相当于是他们对她的嘲笑性评价。

222

当把黑兹尔的两次"崩溃"放到这个完全混乱的背景中时，就变得容易理解多了——在这个背景中，父母亲都对她产生了矛盾的情感，但同时又否认对她的矛盾情感，既否认他们产生了矛盾的情感，又指责对方否认这些矛盾的情感。

从某种意义上说，这整个家庭中最可怜的人是外祖父。全家人都不让他见我们，所以，我们只见了他一次。就像外祖母所说："你们为什么想见他，我没有跟你们说过他什么都不能告诉你们吗？"

但有一次，我们团队中的一位成员敲响了金家的门。①

……过了一会儿，一位老人打开了门，他戴着围巾，穿着斗篷雨衣。他似乎有点犹豫，不知道该不该跟我说话。金夫人出去买东西了；如果我晚些再来的话，她很快就会回来。为了进到屋子里面去，我要求去看一下黑兹尔。她听到了我的话，走出客厅，笑着说："哦，是你。"她犹豫了一下，好像不确定是否要继续跟我说话，然后笑着转身看了看我，又回了房间。被完全忽视的外祖父伤心地说："她现在不愿意跟我待在同一个房间里。这太可怕，太可怕了；但如果这是她想做的，我会尽量不让她知道我有多介意。为了他们，我总是尽力忍受一切。"他没有擦去那圆圆的小脸上滚落下来的泪水——就好像他已经习惯了泪水停留在脸上，以至于都注意不到了。他曾经一定是一个快乐的、像知更鸟一样的小个子男人，有着明亮的肤色和眼睛。他现在依然脸色红润，留着红色的小胡子，这可能不是天生的，而是因为吸烟染上的颜色。他没有坐下来，也没有叫我坐下，我的印象是，从进来后，他一直穿着户外的衣服，像哨兵一样站在冰冷的客厅里。虽然我知道黑兹尔能听到我说的每一句话（她的外祖父稍微有点聋，但他自己说话很轻），但这次和他谈话的机会似乎不容

---

① 摘自家访报告。

错过。我问他为什么黑兹尔不想跟他待在同一个房间。"她认为是我把她囚禁了起来。我想是他们跟她说了什么——从而让她恨我，觉得都是我的错。她是我的小鸟，是我的整个生命，他们现在把她带走了，让她不再开口说话。她应该生活在阳光下、田野里。她应该学会使用她的翅膀。我的小鸟，她以前经常唱甜美的歌曲。她那时是如此快乐，如此活泼。后来，她慢慢地安静了下来。我不知道为什么会发生这样的事情。她过去什么事情都会告诉我。她是我的整个生命，但后来她开始害怕，她现在不再需要我了。她说她恨我。没有人知道我的感受，没有人知道我经历了些什么。我扪心自问她为什么恨我，为什么她现在害怕和我说话。我只知道她应该自由地去飞翔，但他们用我来囚禁她。"他不得不停下来用力地擤了擤鼻子，擤完后，他安静了下来。当我让他继续说下去时，他只回答说："我尽量什么都不说。"也许黑兹尔现在想要拥有她自己的朋友？他回答说，只要她愿意再跟他说话，他**什么**都不会介意。

我大概只和他单独待了十分钟，然后便透过客厅的窗户看到金夫人匆匆忙忙地从路的另一边走来，进了她母亲的房子。布朗先生现在冷静了下来，说："她会问你的来访情况的。"她在那里大约待了五分钟，然后又出现在了那条路上，穿过那条路，回了家。她进来时没有搭理她的父亲，她父亲立刻就走了。我们走进了客厅。原本在客厅的黑兹尔就被送进了厨房。她不情愿，但还是顺从地走了，就像一个准备上床睡觉的孩子一样。

11 号家庭：劳森一家

≫ 临床视角

既往病史

阿格尼丝·劳森（Agnes Lawson）的父亲是一名水管工人，19岁时，她第一次住进了精神病院。在那里，她被诊断患上了偏执型精神分裂症，接受了胰岛素 50 注射治疗。六个月后，她出院了，"看起来很健康"。在接下来的两年里，她一直接受门诊治疗，之后终于出院。

她找了份工作，但只是断断续续地上班。一年后，她再次被转介到门诊，在那里她被诊断为疾病复发。医生给她开了镇静剂。从临床上看，她好转了一段时间，但随后又复发了，在转诊一年后，她再次住进了医院接受治疗。当时，她 24 岁。

医生再次给她注射了胰岛素 50，四个月后，她出院了。

她在家待了一年，没有工作，随后她自己找了份工作，但一个月后，她又开始"复发"。她再次住进了医院。此时，她 25 岁。六个月后，她出院了，这一次她只接受了镇静剂治疗。在接下来的两年里，她接受了门诊治疗，在此期间的大多数时间里，虽然她不再尝试去工作，但从临床上看仍有所改善。不过，一年半后，她开始复发，六个月后，她第四次住进了医院。这时，她 27 岁。

近期病史

在她第四次入院前的六个月里，阿格尼丝经常向门诊部的精神科医生抱怨说，她觉得她父亲不想要她，想要摆脱她，而且她母亲和他沆瀣一气。她还说她觉得害怕、孤独，没有安全感，觉得自己遭到了排斥，而且她很容易便可以想象出一些声音。入院前不久，她说她听到了一位以前在她家工作的电工的声音。也是在这个时候，她母亲困惑不解地抱怨说阿格尼丝跟她父亲对着干，"医生，这是很伤人的事情"。

入院时，对她的临床检查显示出了以下特征：幻听、偏执的想法（例如，有人说她的坏话，可以探知她内心的想法；医生不想帮助她；父母都不想要她，他们联合起来对付她）、冲动的攻击性、思维障碍（前后不一致，完全混乱），以及思想与情感的不一致。她的举止相当幼稚，且很害羞，对他人的存在过于敏感，害怕与人交往。她表现出了意志上的缺陷，因为她无法工作或养活自己，而且，她专注于宗教思想。

她再次被诊断患有偏执型精神分裂症，并开始接受镇静剂治疗。

三个月后，尽管从临床的角度看阿格尼丝依然偏执，对她的迫害性妄想以及她生病的事实只有部分的了解，但医生认为她的表现是恰当的，可以出院，而且，他们试图训练她成为一名速记打字员。她被安排到当地的一所继续教育学院学习。与此同时，医生告诉她的父母，她现在适合出院，并将这些计划告知了他们。不过，安排她出院是一件非常困难的事情。阿格尼丝抱怨说，她觉得父母不希望她在家，而她的父母则反过来说，很难跟她在一起生活。这要归因于阿格尼丝的偏执态度。于是，他们考虑让她去住旅馆。但是，没有找到合适的旅馆，我们认为，这是我们开始主体研究的恰当时机，于是安排了一系列访谈。

227

她父母拒绝单独接受访谈，他们也不同意家访（虽然在研究的过程中，她父亲曾邀请我们去他家里，对所有邻居进行访谈，因为就像他说的，他没有什么可隐瞒的）。不过，我们确实有她母亲对我们的陈述（虽然不是在正式访谈中收集到的）。我们利用了这样一个事实，即她会来医院看望阿格尼丝，后来她又陪着阿格尼丝来看门诊；在这种情况下，我们团队中的一名成员就会去跟她聊几句。通过这种方式，我们设法收集到了一些有价值的信息。

≫ 研究结构

这个家庭的成员包括父亲、母亲和三个孩子。父亲 59 岁，母亲 57 岁，老大雪莉（Shirley）36 岁，儿子吉米（Jimmy）28 岁，阿格尼丝 27 岁。阿格尼丝的哥哥姐姐都已结婚。

228

访谈对象	访谈时间	记录形式
阿格尼丝和母亲	O	书面
同上	O＋6 天	同上
阿格尼丝	O＋16 天	录音
阿格尼丝和母亲	O＋17 天	同上
阿格尼丝和父亲	O＋19 天	同上
母亲和父亲	O＋20 天	同上
阿格尼丝、母亲和父亲	O＋20 天	同上
母亲	O＋1 年	书面
阿格尼丝	O＋1 年 4 个月	同上
阿格尼丝	O＋1 年 4 个月 1 周	录音
阿格尼丝	O＋1 年 4 个月 2 周	同上
阿格尼丝的哥哥和嫂子	O＋1 年 4 个月 2 周	同上
阿格尼丝	O＋1 年 4 个月 3 周	同上

注：O 代表研究开始。

这表示我们对这个家庭进行了 14 个小时的访谈，其中 10 个小时进行了录音。

≫ 资料呈现

我们将按以下顺序呈现有关访谈情况的描述：

阿格尼丝

阿格尼丝和她的母亲（来源于三次访谈）

阿格尼丝和她的父亲

母亲和父亲

阿格尼丝、母亲和父亲

母亲

阿格尼丝（来源于四次系列访谈）

阿格尼丝的哥哥和嫂子

我们先从第一次对阿格尼丝的单独访谈开始，虽然在这之前有两次对阿格尼丝和她母亲的访谈，但直到第三次访谈才完成对她们之间互动情况的调查，因此最好将这三次访谈作为一个系列来处理。

正如我们所看到的，阿格尼丝在入院前已经在门诊待了六个月，门诊记录里经常有这样的字眼：她觉得她父亲不想要她，他想摆脱她，她父母还联起手来针对她，他们叫她离开家，回医院去。她还说，她觉得非常害怕、孤独、焦虑，觉得自己遭到了排斥，而且很容易便可以想象出一些声音。大约一个月后，一份门诊记录上记了两部分内容：一部分是阿格尼丝的陈述，她说她现在能听到一个男人的声音，这个男人是以前在她家工作的电工；还有一部分是她母亲困惑不解的陈述，她说阿格尼丝跟她父亲对着干，"医生，这是很伤人的事情。"

下面，我们将在不同的小标题之下描述对阿格尼丝的第一次单独访谈。

➤➤ 阿格尼丝

思想与情感的不一致

当谈到性方面的问题时，阿格尼丝经常咯咯地傻笑，还会尴尬地大笑起来。随着访谈的进行，随着她变得不再那么害羞，这种情况有所减轻。

"思维障碍"和"缺乏洞察力"

对这次访谈的分析表明，她的"思维障碍"具有高度的选择性，只在某些问题上出现。临床上描述的模糊性和矛盾性，似乎表达了她想自己想清楚的欲望与她对自己的感知和评价之有效性的不确定之间的冲突。在整个面谈的过程中，她不断地寻求访谈者对她观点的确认，如果访谈者没有马上确认她的观点，她往往就会收回自己的话。而如果她的观点得到了认可，她往往就会坚持这种观点，并更加坚定地重申这种观点。

疾病

正如她所描述的那样，她的问题包括：胡乱想象一些事情；与父母争吵，特别是跟父亲争吵；不告诉父母她在想什么；长不大；想要得到关注；不与人交往。

尽管她说这是她的疾病的一部分，但她也怀疑这事实上是她想象出来的事情。虽然她不希望访谈者能说出这些事情是否发生过，但她还是不断地向他求证这些事情是有可能发生的。这些事情包括：

1. 晚上听到床上有男人的声音，和她做爱，向她求婚。有时候，这个声音威胁说要杀了她，语气却充满了爱意，以至于她无法确定他对她的真实感情。每次入院时她都会出现这种幻觉，只不过每次幻觉中的人都不同；但每次都是一个她认识并与之交谈过的男人的声音，而且她觉得这个男人对她表现出了爱慕和兴趣。最后一次是一名电工的声音，这名电工过去曾给她家房子布线。他和一个帮手在那里待了三四天，他的帮手是一个 16 岁的男孩，已开口跟她说过话。他曾问她是否结婚了，并告诉她那名电工没有结婚。之后，这名电工开口和她说话，他跟她说了一些自己的情况，例如，他女朋友最近解除了他们的婚约。她觉得这个男人对她产生了兴趣，她被他吸引了，她觉得那个男孩激发了她的兴趣。那名电工问她业余时间都是怎么度过的，她是否经常外出，当她说出了否定的答案时，他提出要带她去俱乐部。临走前，他还答应要给她写信。她非常激动。那天晚些时候，她走在街上，感觉异常兴奋，她开始想弄清楚这个人是不是她的"真命天子"。后来，她内心发生了一些有趣的事情——一些她无法清楚描述的事情，但那天晚上躺在床上的时候，她听到他在对她说话。

231

2. 在工作的地方，她觉得不同的男人都认为她很有吸引力。同样，她又不确定这是不是她的想象。不过，她觉得这一定是她的想象，因为她穿得太邋遢，太不成熟，对任何男人都没有吸引力。她晚上常常听到其中一个男人的声音。

3. 想象工作中有人批评她。

4. 想象父母不希望她在家。

5. 和父亲吵架，因为她认为父亲不喜欢她。

6. 想象父母不希望她结婚。

此外，她还担心另一个方面的想象，不过她没有意识到她是在用两种不同的方式使用这个词。晚上在床上，她会变得性兴奋，并想象（不是幻想）一些情色场景。这之所以让她感到担心，是因为这让她听到了各种声音。从小当她感到孤独时，她就会手淫，她害怕这会让自己受到伤害。

评论

从临床角度看，可以将第 2 条到第 6 条标记为妄想。在我们看来，如果不先调查相关的社会领域，则不可能下这样一个判断。例如，在第 3 条中，她描述了一个事件——她因行动缓慢而被解雇，但她对自己的看法缺乏信心，也就是说，尽管如此，她仍然对自己觉得同事一直批评她行动缓慢的印象感到不确定。在第 5 条中，她觉得自己过去没有必要对父母那么粗鲁，还让他们担心。她决定以后不再粗鲁了，虽然她说这很难做到，因为她父亲是那样的脾气。她觉得自己还是很关心父母的，虽然她父亲指责她更多地为外人着想而不考虑他们。虽然她认为这不是事实，但她确实认为自己可能有点自私。至于第 6 条，她描述了自己与父母的一次交流，以此作为证据证明她真的觉得他们不希望她结婚，但具有讽刺意味的是，正如她所描述的，这次对话正是在这个问题上的神秘化的一个极好例子。当然，她没有意识到这一点。因此，我们清楚地看到，这个女孩在评价他人行为的暗示性方面存在很大的困难，尤其是那些表示性兴趣或敌意的暗示。她的幻觉、幻觉中包含的性内容，以及以充满爱意的语气发出的威胁，就说明了这一点。我们还清楚地看到，她害怕自己的性感觉，害怕自己变得性兴奋。

她认为是疾病表现的其他特征

她觉得自己还没有长大，因为她还没有男朋友。她说，她生病了，因为她穿着邋遢，不能吸引男性，更不要说抓住一个男朋友了。

她说她想成为一个男孩注意的焦点，但这是一种病，因为这意味着想"站在聚光灯之下"。因此，不能吸引男朋友是一种病，想要吸引男朋友也是一种病，这再一次证明她难以评价自己的性感觉。她意识到了这个问题，并认为这是导致她"生病"的一个重要因素，但她无法弄清楚它所带来的影响。例如，她知道当自己被一个男人吸引时会感到焦虑，但她无法解释为什么会这样。她给出的理由是矛盾的，最后她不确定地说："我认为有性感觉不是一件好事，是吧，你觉得呢？"

她觉得，她之所以生病，有一部分原因是她内心隐藏了一些事情，但她对这种情况，以及这种情况是什么时候开始的却非常含糊。她认为肯定是她19岁的时候开始的，但她却说不出自己内心隐藏了什么，因为她说她事实上很难隐藏什么事情，因为她话太多，而且她认为别人可以读懂她的想法。她小时候一直都对人敞开心扉，因为她希望像耶稣一样胸怀坦荡、光明正大，但却发现人们总是偷偷摸摸、遮遮掩掩的；所以，她开始把自己的想法隐藏在心里，那时她大概19岁。她把自己的想法隐藏在内心的另一个原因是，人们太爱管闲事。他们总是想打听她的事情，虽然她的父母不会这样做，但比如说她的亲戚们就会这样。她认为，她父母确实想知道她所做的一切，但她认为那不是爱管闲事的表现，毕竟他们想知道关于她的一切是很正常的，他们希望她变得更好。不过，她说，她没有跟他们讨论过性方面的问题，但她不清楚自己不这样做的原因。她似乎暗示说，这不仅是她的错，因为她觉得他们心胸开阔，同时也是他们的错，因为他们受过严格的教育，不会理解他人。

她觉得，不与人交往是她所患疾病的另一个方面，她应该受到指责，因为她不善于与人交往。不过，临床记录显示，她早些时候曾为此指责过她的父母，她抱怨说父母，特别是父亲对她与人交往的态度极为严格。最近，她说（记录继续），他开始敦促她出去玩，但她觉得自己现在缺乏必要的自信。

不过，在过去的一年里，她一直去教堂，与人相处得更好了。这是她唯一的家庭外活动，她非常喜欢。她觉得耶稣过去一直在帮她，现在，她想帮助他。因此，她说她每天晚上都会祷告，周日和每周三晚上去教堂三次。

概言之，阿格尼丝对自己有关行为暗示的感知和评价缺乏信心，

234

尤其是对性和敌意的感知和评价。她无法评价人们对这些问题的态度，也不确定自己的性感觉以及对隐私和自主的渴望是否正确。

》 阿格尼丝和她的母亲（来源于三次访谈）

下面，我们将概述在对阿格尼丝和她母亲进行访谈的过程中出现的一些问题。

在下面的段落中，我们将提炼录音磁带上的部分内容，尽可能保留说话者自身的语言和说话风格。

归因，隐含的禁令，未得到承认的矛盾

母亲：在阿格尼丝"生病"之前，他们是非常亲密的一家人，阿格尼丝的"病"对他们来说是一个可怕的打击。她认为，是一个理发师（阿格尼丝曾在那里当学徒）让阿格尼丝有了一种自卑情结，因为他们住在廉租房（council house）里。从那以后，阿格尼丝就变得不一样了。她以前一直活泼开朗、快乐幸运、善良慷慨、乐于助人，之后就莫名其妙地变了。她变得冷酷、易怒、粗鲁，尤其是当父母叫她做什么事情时，更是如此。她开始觉得自己比他们知道得多，并拒绝按照他们说的去做。最近几年，这种情况变得更加严重了，因为医生鼓励她要有自己的想法。

当前这次发作是从圣诞节开始的，劳森夫人过得很不愉快。在过去的两周里，情况有了很大的改善，她变得更像以前的自己了，但在此之前，你几乎不能跟她说一句话。你必须非常仔细地选择你的措辞。例如，当阿格尼丝睡觉前坐在火炉旁往脸上涂面霜时——嗯，她知道他们有一个好玩的烟囱，于是她就把沾了油的纸扔到火上。她爸爸说："哦，千万小心点！"阿格尼丝勃然大怒，真是非常粗鲁，态度极其恶劣。但最近两周情况确实有所改善。是的，他们现在准备让她待在家里，但她认为自己还没有康复，还不能做任何工作。是的，他们已经准备好了让她回家。他们肯定会竭尽所能地帮助她。这是一件很让人担心的事情，但他们会尽其所能地帮助她，而且，他们也做到了。嗯，她并不知道自己会随着年龄的增长而变得越来越好。医生真的不知道阿格尼丝有时有多难相处，因为他们从未见过她的行为有多恶劣。事实上，谁都没有看到过她的行为表现。就连阿格尼丝的姨妈（劳森夫人的姐姐，她经常来他们家）也说，她怎么也想不到阿格尼丝会有什么问题。只有在单独和父母在一起时，她才会明显表现出她生病了的迹象。

阿格尼丝：是的，她确实变得易怒、粗鲁，她认为真的是这样。但随着年龄的增长，她变得越来越好了，不是吗？是的，从圣诞节起就开始发作了，但她一直都在与之对抗。是的，她在其他人面前的表现不同，因为她不能表现出自己那些样子。外人会认为她没有什么问题——有问题的肯定是她的父母。也许他们都有点让对方紧张。

母亲：阿格尼丝告诉母亲，说她想给自己找份工作。劳森夫人也认为这是个好主意，但现在不行，因为阿格尼丝还没有完全康复，但也许过个两三年就好了。她说，毕竟阿格尼丝应该记得过去发生的事情，她总是在工作两三天后就崩溃。无论如何，她都认为阿格尼丝会听从医生的话。再说了，看看她，对一切事情都会感到无聊。她什么都做不了，什么也做不完。看看在家里都发生了什么。她不能静下心来缝纫或熨烫，不管怎样，她总是会忘记一些事情。她应该诚实地承认这一点；然后告诉医生。她真的不知道她到底想做什么。

阿格尼丝：是的，如果她找到了工作，她很可能会再次变得古怪起来，她确实会感到无聊，虽然她确实认为自己好了很多，但她也许真的应该等一等。她真的不知道她到底想做什么。

母亲：劳森夫人不反对阿格尼丝去跳舞或者跟男孩子出去——她认为她应该出去，但阿格尼丝从来没有这样做过。不过，她不希望阿格尼丝成为现在某些人的样子。至于男孩子，她不介意她跟哪个男孩子出去约会，只要他打算娶她，而且不轻浮即可。她从不反对阿格尼丝跟男孩子接吻。这是很正常的事情，只要不在公共场合这样做即可，但这是阿格尼丝自己的事情。她不会干涉，除非对方不是阿格尼丝喜欢的类型。

至于性感觉，他们认为这是很正常的事情。只要阿格尼丝不做什么错事，他们都觉得没有关系。与此同时，她也认为这并非真的完全正确。嗯，她不知道该怎么想。此外，阿格尼丝从来没有一个人出去过。他们尽了最大的努力想让她出去，但阿格尼丝无论如何都没有将她对自己感受的怀疑告诉他们——她从来没有对他们说起过这些。她似乎对所有跟性有关的事情都感到尴尬。不管怎样，她结婚时对此一无所知（当时她 21 岁）。她甚至不知道经期是什么。她从小受到严格的教育，她并不为此感到羞愧——这并没有对她造成任何伤害，但现在你听到的就只有这些。他们在家从不谈论性。请注意，她有一个朋友，她最好的朋友对此非常开放。她们在她家（朋友家）说话的方式——嗯，朋友的说话方式有时会吓坏她们——她会讲一些下流的笑话，但她们在家里从来没有做过这样的事情；她喜欢自己还有一些理想的感觉。请注意，这位朋友是个很棒的女人——她有八个孩子，但她有时也会让你难堪。她并没有注意她朋友说的话。劳森先生也不喜欢。但她朋友是一个很棒的女人。

至于想结婚的问题，劳森夫人说她认为这是一件很正常的事情，但有一点——她一直觉得宗教是阿格尼丝的问题所在。不过，她从来没有阻拦过阿格尼丝，但阿格尼丝要去哪里遇见她喜欢的人呢？现今的男人还达不到她的（劳森夫人的）标准。总而言之，阿格尼丝的记忆力那么糟糕，她怎么能照顾好一个孩子呢？她甚至记不住自己要做哪些事，而且，对于她已经开始去做的事情，她也从来都没有完成过。她曾着手缝一些东西，结果没有完成，后来开始编织，最终也没有完成。她不反对阿格尼丝结婚，但她现在病得太重了。再说了，婚姻并不是一切。很多女孩都更愿意拥有一份事业，就像她自己——如果她没有嫁给她丈夫，她也宁愿拥有一份事业。毕竟，她自己从来没有对男孩子感兴趣过。她丈夫曾是她认识的唯一一个男孩，她之所以嫁给他，是因为她一直住在家里，对继母①很不满，如果不嫁给他的话，她就找不到其他人了。但她从来没有后悔过，在阿格尼丝生病之前，他们一直是非常亲密的一家人。

阿格尼丝：感觉自己被男人吸引并没有什么坏处，是吗？也许她不应该谈论这个问题。她希望人们不要认为她性感，但这或许是因为她有点激情什么的。性是她的一大麻烦，她母亲确实让她难堪，这可能是因为她自己感到难堪。她想结婚，但遇到一个合适的人并不容易。她认为婚姻会对她产生影响，不过她也同意母亲的看法，即这一切都不确定，婚姻也可能会带来麻烦。尽管如此，性方面的问题依然是她的麻烦，但她确实变成了非常笃信宗教的人。话说回来，她确实认为结婚会好些，但她不认识任何人。男孩子在向你求婚之前通常喜欢友好相处，但很多女孩宁愿拥有事业也不愿结婚，不是吗？

母亲：她们之间的另一个问题是，劳森夫人指责阿格尼丝不爱交际。当阿格尼丝谈到性时，劳森夫人觉得非常尴尬。不过，当阿格尼丝告诉她，她在和母亲谈论性的问题时感到很尴尬，而且这就是她从不和她谈论这个问题的原因时，劳森夫人回答说，她不明白阿格尼丝为什么会有这种感觉。后来，当阿格尼丝试图告诉她手淫的事（她称之为"特技"②），并告诉她，她（劳森夫人）在她小时候曾看见过她这样做时，劳森夫人变得更加尴尬了。她先是否认知道这件事，然后说从来没有这样的事，然后说她当然知道阿格尼丝在说什么，然后又说她真的不知道是怎么回事，她从未见过她这样做，总之，最后，她说，阿格尼丝总是对她隐瞒一些事情。

---

① 劳森夫人 10 岁时，她母亲死于肺结核，当时，她自己因患肺结核正住院。
② 两腿交叉，紧紧地夹在一起。

母亲： 现在年轻人穿衣的方式让人反感。她不知道阿格尼丝说她想穿得更漂亮点是什么意思。阿格尼丝可能觉得她单调乏味，但她并不这么认为，此外，她必须记住，她已经三年没有工作了。至于穿牛仔裤和休闲裤，嗯，她认为阿格尼丝不想穿成那样。但这与阿格尼丝的穿衣方式无关，虽然她不喜欢她成为一个行为举止不拘泥成规的人。但正如她所说——但她认为阿格尼丝不是一个行为举止不拘泥成规的人。

阿格尼丝： 她也认为有些年轻人的外表令人震惊，尽管他们觉得自己很吸引人。她记不得自己昨天说过她想变得更有魅力——但她真的想让自己看起来更有魅力，她想，如果她能——嗯，无论如何也要变得更聪明一点，因为她确实觉得自己很乏味。当然，她已经三年没工作了。至于牛仔裤之类的，嗯，虽然男人们似乎确实觉得穿着很有魅力，雪莉和贝蒂（Betty）也穿，但她还是觉得很男性化。说实话，她也想穿，但她没有勇气，因为她怕人们会认为她是一个行为举止不拘泥成规的人，她认为自己不是这样的人。

母亲： 阿格尼丝认为大家都针对她，她没有理由这样认为。人们并没有对她不友好，她童年时期也没有发生什么事情。至于说她在家里总是因为一些事情受到责备，那也不是真的。他们一家人之间的关系非常亲密，阿格尼丝比其他两个更受宠。她总是认为自己被排除在了一些事情之外。例如，当劳森夫人的姐姐来家里，她和劳森夫人坐在一起聊天，而没有让阿格尼丝参与她们的谈话时，阿格尼丝会认为这是对她的侮辱，而实际上并不是。她总是想象各种氛围，这让人觉得很厌烦。

阿格尼丝： 这一次觉得人们针对她的感觉真的变得更糟糕了。当她觉得别人不友善时，她常常会手淫，这也许和她的童年有关。但她确实比其他人更受宠。这可能是因为她被宠坏了才这么做的，也可能是因为她得到了太多的关爱。她在家里并没有真的因为各种事情而一直受到责备。她真的被宠坏了。她现在可以看到这一点。她确实倾向于去感受与人相处时的氛围，但这实际上是一种想象。母亲一直说这件事。

母亲：是的，她知道阿格尼丝的感受，认为那完全是想象。她强调说，她知道阿格尼丝对敌意氛围的感觉完全是想象，因为她非常肯定这是想象。此外，她自己也知道所有的氛围，因为她很快就知道自己是否被需要。她很快就能看出人们在想什么。

母亲：她认为宗教是阿格尼丝的麻烦，因为周围人从她那里得知的只有这个。她一直谈论耶稣之类的，有人认为她不应该一直谈论这些。毕竟，劳森夫人了解宗教，她曾是主日学校的老师。她从小就有宗教信仰，而且，她也是这样抚养自己的孩子的。即使是现在，周围人也会在星期天早上去教堂，阿格尼丝和她一起去，但是……

阿格尼丝：她觉得去教堂对她有很大帮助，一部分是通过与宗教的接触，一部分是通过与人的交往。她觉得自己已经取得了一些成就。而事实上，宗教是她的麻烦所在。她太笃信宗教了。她喜欢每天晚上祈祷，如果不太累的话，她大多数晚上会读《圣经》，她可以从中找到安慰，她一直相信耶稣，甚至在她还是一个孩子的时候，她就相信耶稣。耶稣帮助了她很多，但她真的觉得他对她的生活太过在意了。他把她逼得太紧，这让她很不安。

241

劳森夫人解释说她很担心阿格尼丝的记忆力。她认为这样很不好，并不断地跟阿格尼丝讲这件事。阿格尼丝相信她的话。她们两人都认为这是"疾病"的一部分。（事实上，在我们看来，她的记忆力非常好，任何给她做过检查的医生都认为她的记忆力没有问题。）不过，劳森夫人记不得那些让她不舒服的事情，但同时又指责说这些事情都是她女儿想象出来的。例如，阿格尼丝说她告诉过母亲一些事情。劳森夫人却说没有。于是阿格尼丝认为这一定是她弄错了，并把这归因于她自己的这样一种倾向，即她总是把事情藏在自己心里，并总是想象一些事情出来。劳森夫人对此也表示赞同："这是阿格尼丝的麻烦所在，她确实会忘记。"不过，几分钟之后，当阿格尼丝开始跟她讲这件事时，她又会打断她的话："是的，我知道这件事，你以前确实告诉过我。"

劳森夫人在描述阿格尼丝的"疾病"时完全没有提到她的幻觉。当被明确地问及这些幻觉时，她认为它们不值得评论或担心而不予理会。

》》 阿格尼丝和她的父亲

在这次面谈中，劳森先生证明阿格尼丝每一项有可能帮助她确立自主性的活动或兴趣都是站不住脚的。阿格尼丝试图跟他争辩，但她无法坚持自己的观点。要做到这一点，她必须不断地做一种非常复杂的元陈述（metastatements）①。

242 **想象父母不喜欢她——疯狂或邪恶**

劳森先生的以下陈述表明，他是多么坚定地将阿格尼丝的行为视为过程，而不是实践。他（对我们）隐藏的愤怒几乎不受控制。

父亲：他无法理解阿格尼丝的这种易怒情绪，但她确实变得很容易发怒，这是事实，而且，她可能导致他们（他和他妻子）变得容易对她发怒。他说，他有时候想知道是不是她想去某个地方，却没有去成。但他们从未阻止过她出去，这一点阿格尼丝也知道。她现在会去教堂，但她去教堂的次数真的太多了。而且，一些很小的事情也会让阿格尼丝担心。有些事情也常常会让他不安，但他从不会让自己为这些事情担心。他会忘了这些事情，但阿格尼丝不会忘记。她会抓着这件事情不放。她会不停地说这些事情，比如耶稣之类的。这让他很紧

---

① 元陈述：一种关于陈述的陈述。

张，而她也知道这一点。他不介意承认。他只是无法忍受那种易怒情绪。他不习惯这样。她想振作起来。请注意，他容忍了这种易怒情绪，但他有时候想摇醒她——如果他认为这样做有任何好处的话。但如果没有任何好处，他自然不会这样做。但是，阿格尼丝内心深处有点不对劲，只有上帝知道那是怎么回事。他还有两个孩子，一个男孩和一个女孩，似乎没有什么事情能让这两个孩子担心。他们就像正常人一样。他不知道阿格尼丝为什么会这样。她认为他们忽视了她，但她和另外两个孩子是以同样的方式被带大的。他认为，事实上，他们对她太过娇惯，他们从未阻止她去任何地方，也从未阻止她做任何事情。阿格尼丝肯定是出了什么问题，否则她就不会住院了，是吗？这是他必须记住的一点。但就他在生活中所看到的而言——嗯，她甚至看起来并不呆滞。在过去的两周里，情况有了很大的改善，但她依然什么都不做，也不去任何地方。即使是去教堂，她也希望母亲和她一起去。她总是工作到一定程度，到了一定程度后，她就又会生病，然后自然而然地回到医院。阿格尼丝上次来的时候，她生病了。毫无疑问——她看上去生病了。那么是什么导致她身体不舒服的？她认为，只有担心会让她不舒服。

阿格尼丝：她说她不知道她为什么这么担心。她只是变得非常易怒和急躁。或许她只是很敏感。她并不是真的说父母忽视了她。事实上，她一直说他们对她太过娇惯。而且，她也不是真的认为大家都不喜欢她。她以前是这么想的，但现在不这么想了，因为她好多了。她认为父亲并不坏。只是他的脾气会惹恼她。他总是故意刁难她，甚至在她还是一个小女孩的时候，他也经常说是她惹的祸。至于说她第一次生病是她自己引起的，她不明白他怎么能这么说，因为如果她生病了，他怎么能责怪她呢？她不喜欢父亲冲她，你知道的，就是提高了嗓门对她吼，因为那样的话，她就会认为他真的是故意的。

据劳森先生所说，下面列出的他对阿格尼丝的归因表明，她生

243

病了。

1. 在家易怒。

2. 让他紧张。

3. 总是担心一些事情。

4. 喋喋不休。

5. 不出去，也不与人交往。

6. 去教堂，参加教会活动。

7. 不与任何人交往。

8. 以一种简单的方式谈论宗教。

9. 说父亲总是故意刁难她、指责她。

10. 认为父母不希望她回家。

11. 不出去工作。

12. 因为不工作而担心。

13. 感觉自己被人排斥了。

14. 当别人不想和她说话时，强迫别人跟她说话。

15. 不把她的想法告诉父亲。

16. 自言自语。

17. 不振作。

18. 不跟男孩子出去，认为他会妨碍她。

19. 喜欢一个男孩却不知道自己是否爱他。

20. 认为没有人喜欢她。

21. 不是像一个厚颜无耻的正常人那样厚脸皮地行事，而是不停地说。

据我们所见，这些归因的唯一共同点是：它们都激怒了劳森先生。对其中一些陈述以及她父亲所做的其他陈述的更为详细的分析，进一步揭示了阿格尼丝对那些于她而言非常重要的问题的不确定。

父亲： 他只想让她出去工作，享受生活。

阿格尼丝： 她无法像以前那样工作。

父亲： 她不需要担心工作的事情。

他说他不愤怒。他是失望。他有什么好愤怒的呢？对生活愤怒——那是他唯一感到愤怒的事情。他不能真的对她发火，因为她无法控制自己。但他对她很失望，因为她应该做一个正常人——过着正常的生活。但事实恰恰相反，她病了九年——九年是很长的一段时间——她总是说她内心极度痛苦。虽然很让人失望，但他不会一直跟她争吵。他最想做的事莫过于让女儿去上班。在生活中，没有什么比辛苦工作一天后回到家里，放松地坐着，伴着篝火听听收音机或看看电视更好的了。这是他希望她过的生活。她说她也看电视的，这确实没错，但她是下班后回家看电视的吗？不是。自从她第一次住进这家医院，她已经工作了两三次，但每次都以失败告终。哦，他知道别人的工作比她多，但他们还是继续工作。他这不是在责备她。他只是希望阿格尼丝能结婚，像他另外两个孩子一样过上正常的生活。从他所理解到的情况来看，虽然很让人失望，但这不是阿格尼丝的错。但他希望她能意识到找工作是一件很困难的事情。他们不会给从这些地方来的人提供工作。他可以告诉她这一点。

他不介意阿格尼丝脸皮厚一点，但她不像其他人那样厚脸皮。他的其他孩子如果认为他错了，就会告诉他，然后这件事就结束了。但阿格尼丝不是这样，她会一直担心这件事。她说她很担心是因为她想和父母做朋友，这对她来说是非常好的事情，但她为什么要和父母做朋友呢？你没有必要一定和自己的父母做朋友。他完全搞不懂。

阿格尼丝保持沉默。

他和他妻子从来没有阻止阿格尼丝出去或做任何事情，阿格尼丝知道这一点。她现在会去教堂，但她去教堂的次数真的太多了。她似乎哪里都不想去。而且，她对于跟谁交往非常挑剔。她应该像他一样跟所有人交往。他那个时候也会跟一些粗俗的人交往。

245

阿格尼丝：没有，她父母从来没有阻止她去任何地方。她只是
不想出去，不想与人交往，因为她害怕与人交往。但她现在确实会
去教堂，不过那是她去过的唯一一个地方。去教堂给了她很大的帮
助。她认为你不能去教堂那么多次——嗯，也许她去的次数太
多了。

父亲：劳森先生说他们从来没有阻止过阿格尼丝做任何事情或找
一个同伴。阿格尼丝可以做她想做的任何事情。他从来没有阻止过
她，他确信她母亲也没有，但他不希望她像很多人那样一开始就和医
院里的某个人出去。这很公平，不是吗？但她可以自己找乐子。家里
有一个从这些地方来的人就够了。

阿格尼丝：嗯，她对那里的人都不感兴趣。

父亲：劳森先生说他觉得阿格尼丝已经长大了，能够知道自己是
否爱上了那个电工。但你知道的。他怎么能应付这种事情——怎么知
道电工是什么意思呢？这对一个正常人来说并没有什么坏处。

阿格尼丝：她保证以后不会这么做。

父亲：阿格尼丝不管去哪里，比如说参加教会活动，她总是想象
人们不喜欢她——或者人们不想和她说话。阿格尼丝的问题在于她妒
忌心强，她总是在别人不需要她的时候让自己强加进去。

阿格尼丝：嗯，她不是唯一一个认为自己不被人们喜欢的人。人
们都是这样的。她父亲也这样看待人。他认为她不喜欢他。不过，她
也许不太友好。她现在不这样想了，她不会在别人不需要她的时候让
自己强加进去。不过她很困惑，因为如果教堂里的人不需要她，他们
为什么要她帮忙？

父亲：阿格尼丝一直都很痛苦，她从来没有快乐过。她真的想去
讨厌某个人。还有一件事，她总是自言自语。她会坐在炉火边，突然

傻乎乎地咧嘴一笑，然后他就会说："嗯，你在笑什么?"她会说："嗯，想到了一些东西。"而且她从来都不会说——她从来都不会把自己的想法告诉他。

阿格尼丝：她住院后就没有这样做过了。

父亲：阿格尼丝太易怒了，她总是说从她小时候起，他就一直故意刁难她。她总是觉得自己被刁难了。在她小的时候，他就经常告诉她，家里发生的所有争吵并不都是她引起的，不过不管怎样，她那次生病很可能确实带来了很大的麻烦。我们下面可以看一下关于钢琴的事。他让她去学钢琴，不过不是很成功。她学了三年。三年是一段很长的时间。虽然他不是一名钢琴家，但现在他也能识谱了。他能识谱，在阿格尼丝出错的时候他能听出来，所以他会试着纠正她。但是，不好，那不好。他什么都不懂。"你懂什么？爸爸，你什么都不知道。"她会猛地把钢琴一推。他心里想："嗯，我不懂，阿格尼丝，你真是个不可理喻的女孩。别人什么都不能跟你说。"她也不会听。她总是觉得自己什么都知道，而他只是一个大脑袋之类的。当然，他现在回想起来就明白了，原来她一直都在生病。

但他也说，阿格尼丝从来不会跟人撕破脸，也不具有攻击性。她绝不会伤害任何人。她很温和，真的很温和，而且很安静——至少她在家里很安静。他不知道她在医院里是什么样子，但在家里很安静，她会睡很长时间，或者躺在沙发上。当然，这也不排除有这样的原因，即她觉得她在家里可以随心所欲。或许他应该让她起来坐着。但如果他那样做的话，她就会说他是个恶霸。

阿格尼丝：要想成为一名钢琴演奏者，三年根本不算什么。至少要七年。不管怎样，她当时并不知道他想帮她。她不知道该怎么想。他总是说她，这让她很恼火。她确实不喜欢别人跟她说什么，但她认

248

为自己做的是对的。她不喜欢他说她错了，当然他只是想指给她看，但她当时看不出来。因为她当时身体不好。

父亲： 有时他认为阿格尼丝还没有长大。看看她谈到耶稣时是多么孩子气（有时候是非常孩子气），她会说："耶稣爱我。耶稣与我同在。"只有小孩子才会说这样的话。这是孩子气十足的表现。这并不是说他反对宗教，他自己从某种程度上说也笃信宗教，而是说耶稣是在她父母面前唯一关心她的人。嗯，这对他来说没什么，他不反对耶稣。只要对她有好处，他不介意她对耶稣的信仰。但事实上似乎对她没有好处。

阿格尼丝： 她觉得去教堂对她有帮助，但谈论耶稣真的是一件愚蠢的事情，因为她的父母也很关心她，尽管有时候耶稣似乎是唯一关心她的人，因为她觉得自己远离了所有人。不过，她还是复发了，因为表明这对她没有任何好处。

偏执的想法：（1）想象父母不希望她在家。（2）说医生不帮助她。

父亲： 阿格尼丝不应该认为她永远都好不起来了。他宁愿阿格尼丝在家，希望她正常。她为什么不按照吩咐去做，然后不要再严重下去了？这取决于阿格尼丝。她说会好起来的，但这显然不等同于她跳起来说，"哦，我现在好了"，然后就忘了所有的一切。她依然为此感到不安。最近两周，她的表现真的太棒了，如果阿格尼丝一直这样，他不会介意她回家，但希望她能一直保持这种状态。他们谈到了进展（advancement）——嗯，他并不喜欢说这个，但他确信，几乎没有一个人能从那里出来后便不再回去，阿格尼丝在她的整个余生里很可能会经常进出那些地方。对一个家长来说，脑海深处有这样一种想法并不是一件好事。他从来没有给阿格尼丝这样一种印象，即他对她住院非常不满。他只是感到失望。毕竟，她已经生病九年了。她每次出院后还是会复发。他不知道她得到了什么样的帮助，但不管怎样，结果都是没有帮助到她。说她不应该再痛苦下去了确实很好，但她有权利这样做。

阿格尼丝：她想知道是不是自己太晚离开那个地方，所以好不起来了。她非常渴望恢复健康。她现在已经在那里住了三个月了，她自己感觉好了很多。不过，尽管她觉得自己真的好了很多，但或许她还是病态的。她确实很担心，因为她还没有离开就已经开始想象自己回来的情景了。她知道自己不应该去想那样的事情，但她不知道该怎么办。事实上她并不痛苦，但她觉得自己没有得到应有的帮助。

》 母亲和父亲

想象父母不喜欢她——让人讨厌，还生病

他们说，阿格尼丝是一个非常敏感、害羞的女孩，她不想与人交往。她很害怕，不过他们不知道她为什么害怕。他们尽可能地给她鼓励。有很多次，她都是在最后一刻拒绝外出，从而搅黄了郊游计划——让人很难应对。他们不想把她抹得更黑，但她总是故意把事情搞得很难应对，不过，她跟其他人在一起时不会这样。其他人都想不到阿格尼丝会有什么不对劲。但她跟他们在一起时，会故意让自己变得难缠且让人讨厌。她生病以后就一直这样，但最近两三年情况更糟糕了。她在生病以前从来没有这样过。她的表现更加——很难用言语描述，她对父亲非常易怒。例如，在钢琴的事情上，还有在自行车的事情上。他试图教她骑自行车，但她对他非常生气。她不让他告诉她该怎么做。要是不用别人告诉她、她知道自己是对的，从而就能学会骑自行车就好了。嗯，他们不知道她是否真的认为她是对的。但她绝不喜欢别人告诉她该怎么做——无论如何都不喜欢他们告诉她该怎么做——其他人也许可以，但他们不行。

后来，他们说，阿格尼丝从来不会跟人撕破脸，也不具有攻击

250

性。她真的是一个可爱的女孩，但她总觉得没有人喜欢她，没有人需要她，如果有人和她说话，她可能会说她爱她的爸爸、爱她的妈妈。她变化无常。她想摆脱这一切。

对于她的父母来说，阿格尼丝的批评毫无意义。例如，她批评她母亲洗涮不干净，不能胜任洗涮工作。至于父亲，他可能只是在餐桌上梳头，她会确保一切食物都离他远远的。她会等着他，嘴里嘟囔着——"哦，不要这样做，爸爸，这不对"。或者在浴室里——他不能用另一条毛巾，如果他用了别人的法兰绒浴巾——"那是我的浴巾"。嗯，他们也不想她一直这样说他们，对吧？正常人会使用浴巾和肥皂，然后就结束了。不管怎样，他们一直都是用自己的毛巾、法兰绒浴巾之类的东西。

他们觉得阿格尼丝被宠坏了。事实上，是她父亲把他们都宠坏了。他们很爱自己的孩子。他们想不出有什么事情会导致这种疾病。嗯，劳森先生记得一些事情——也许——他记得自己说过一两次或两三次——他们两人都记得，在她小的时候，他曾对她说他们是在门口或街上发现她，然后把她抱回家的——这么说只是为了好玩。他在想这是不是可能会对她产生影响，因为她和另外两个孩子不一样，她可能会把这件事放在心上。她看起来好像并没有把它当回事——但是，嗯，她谈起过这件事："爸爸，你说的不是真的，对吧？"不过她看起来并没有因此而不安。当他打消了她的疑虑，她就没事了，事情就这样解决了。当然，他没有就此罢休。他后来又说了一次。他在另一个晚上又说了这件事，就像人们对小孩子所做的一样——只是为了好玩。

他们从来没有阻止阿格尼丝去任何地方，而且，不管她做任何事情，只要是正确的，他们都不会阻止。当她出去时，他不知道她是在做正确还是错误的事情，对吗？除非她带着麻烦回来，但他们并不担心。

他们都说她从小就一直是个好孩子。从来没惹过任何的麻烦。她是三个孩子中最好的。另外两个孩子会哭，但她不会。她在 19 岁之前一直很好，尽管她父亲至少过去经常怀疑——过去经常心里想："你是个脾气古怪的女孩。"但他从来没有想到她病了。她看起来不像生病的样子。她看起来和所有人一样正常。她和其他孩子没什么不同。她出门或与人交往也从来没有什么麻烦。她过去经常和她姐姐，还有她姐姐的两个朋友一起去看电影或滑旱冰。阿格尼丝非常乖巧。

想象人们不喜欢她，觉得自己遭到了排斥[①]

不过，劳森先生不喜欢阿格尼丝的一些事情。她在进医院之前，曾在一家理发店工作[②]，她经常回家说那些女孩子总是针对她，经常目中无人地冷落她。当时他就经常这样想："嗯，我不知道是她们针对你，还是你针对她们？"他最后得出结论说，是阿格尼丝针对她们。不要问他为什么，不要问他为什么她会那样，因为他不知道。这时，他妻子出面干预了，提出了这次面谈中唯一的不同意见。确实是那些女孩针对她。她们之所以在她面前表现得目中无人，是因为阿格尼丝曾住在廉租房里，她们有自己的房子，而阿格尼丝之所以把这件事放在了心上，是因为她非常敏感，可以轻易地伤害到她。她总是把疾病归咎于此，因为她那时已经发生了改变。这似乎让她有了一种自卑的情结，因为他们曾住在廉租房里。

早年

三个孩子都是在家里出生的。

关于两个大孩子，劳森夫妇有过一些非常不愉快的经历。老大雪莉差点死于饥饿和营养不良，他们说，因为劳森夫人的医生坚持让她用母乳喂养。她整整坚持了三个月，而那个小婴儿逐渐消瘦，直到有一天，劳森先生让她出去买一瓶雀巢食品。从那一刻起，孩子才慢慢

252

---

① 在她第一次入院时，临床上认为这是一种牵涉妄想。
② 这是她入院前做的第一份工作，也是唯一一份工作。

地好转了过来。五年后，第二个孩子吉米出生时，劳森夫人经历了一段可怕的时光。他生下来就窒息了。他们努力地想让他苏醒过来，但一段时间之后，助产士说："孩子没救了，我们救母亲吧。"但劳森夫人的母亲当时正好在场，她说："别告诉她，看在上帝的分上，再去救救孩子吧。"他们又去了一次，终于把他也抢救了过来。吉米一直喝的是奶粉，但他在18个月接受割礼之前一直非常烦躁。

当时，劳森一家的处境很糟糕。他们住在一个非常狭小的房子里——只有卧室、起居室和餐具洗涤室，当时正值大萧条时期，劳森先生经常失业。此外，劳森夫人小时候曾患过肺结核，现在由于怀孕和分娩的影响，身体状况不佳。他们决定不再要孩子了，但让劳森夫人郁闷的是，在吉米出生九个月后，她发现自己又怀孕了。一开始她不愿意相信。她认为是她所患的贫血症导致她月经没来，但她的医生最终证实她怀孕了。她从未经历过如此痛苦的孕期，而且在阿格尼丝出生后，她还经历了非常严重的大出血，一年后，她生病了——她感觉糟透了，一点精力都没有。虽然他们不想再要一个孩子，但从她出生后，他们就很爱她。事实上，相比于其他孩子，他们更喜欢她。但在那些日子里，养家是一种巨大的压力。他们已经尽力了。

》阿格尼丝、母亲和父亲

阿格尼丝不知道该如何看待自己（她是好是坏？是健康还是生病？）、如何看待医院（那是个好地方还是坏地方？）、如何看待父母（他们是不是联起手来针对她？他们是否想要她？）。

在所有这些问题上，以及她的疯狂或邪恶主要表现在哪些方面、她有关敌意暗示或性暗示的感知是否合理、如何评价她自己的性行为及她父母对此的态度等方面，都保持着神秘感。

对医院和父母的情感模棱两可

很显然，她父母的态度模棱两可。我们现在知道，劳森先生对女儿在医院接受治疗的态度非常矛盾，在和阿格尼丝一起接受访谈时，他既表达了痛苦，又禁止她因为没有得到帮助或没有治愈而感到痛苦。在这次面谈中，他表达了不同的看法。

阿格尼丝说，她想回家是因为她感觉自己健康状况良好。她"承认"她认为自己没有完全治愈，但后来她又认为，不存在完全的治愈。

劳森夫妇都责备她不应该有这样的疑虑。他们试图向阿格尼丝表明，她依然病得很重——例如，当她说其他病人不喜欢她时，她仍然在想象一些事情（护士确实曾观察到有病人不喜欢她），她不能证实她的记忆，即她上次出院时已经非常健康（医院记录上写着她的要求"非常合理"），她不能支持自己的观点——虽然她上次是自己要求出院，但如果医生认为她不够健康，他是不会同意她出院的（有关医生记得，她没有违背医生的建议，而是经医生同意出院的，医院记录证实了这一点）。他们这一次以及后来都没有说很多不让她回家的话，但他们的态度依然模棱两可、令人沮丧。

这种"证明"她生病，告诉她要对医院有信心、她应该待在医院里直到病情好转的模式，在整个面谈过程中反复出现，而阿格尼丝则抗议说，她感觉自己已经好了，可以回家了，但她也赞同这样一种观点，即她生病了，或许她应该待在医院里，直到被告知可以出院为止。

对阿格尼丝自己的性行为和他人行为中的性暗示的评价

关于她的性行为问题，父母的共同态度和之前接受访谈时的态度一样令人费解。他们的陈述还表明临床观点是如何让他们感到费解的——"否则她就不会在这里了"。

他们说，阿格尼丝的大脑运作方式跟正常人不一样，否则她就不会住院了。她的病症在于，她很容易想象男人或某些男人觉得她很有魅力，以及/或者她的疾病是由这样的想象引起的。无论如何，她都要小心男人，不过疾病让她变得粗心，因为她生病了，她本应该同样小心那位电工的（虽然她当时并没有生病）。无论如何，劳森先生都认为她很容易被诱惑，因为她患有精神病（虽然阿格尼丝不是这样的人），但这种事情有可能发生在任何一个女孩身上，而且，他知道男工人是什么样的，也知道男人是什么样子，因为他自己也是一个男人。他没有见过那位电工，所以不知道他是什么样的人，但他们怎么知道阿格尼丝是不是能控制她自己呢？毕竟，你不可能一直跟在她后面。他们不知道阿格尼丝是不是因为男人而疯了的，或者说她的疾病是不是因为这个而引起的（尽管很可能是）。但他们从未阻止她对男人感兴趣，也从未阻止她跟他们出去。而且，很多女孩都不结婚。婚姻不是一切。

据我们所知，劳森夫妇从未建议她邀请她的男朋友回家，从而可以盘问他们一番，并直截了当地告诉她对他们的看法。他们的帮助似乎包括给出含混不清但又不详的一般性警告——"你要自己小心"。他们期望她能将这条笼统的建议用于特定的个体，并能告诉那些她可以信任的人。

阿格尼丝说，她觉得很难和母亲谈论性方面的问题。她认为，母亲和她属于不同类型的人。她父母把这种看法归因于她的病。她说，和母亲谈论性方面的问题让她觉得很尴尬。她父亲的反应表明，她没有理由因此而觉得尴尬（几分钟之前，她父母曾说这让他们觉得很尴尬），并命令她以后不要因此而觉得尴尬了。她母亲评论说，今天的年轻人非常复杂难懂。

阿格尼丝明确表示，正是父母的态度导致她缺乏自信，因为他们拒绝认可她的看法和评价。父亲以嘲笑的口吻问道，如果阿格尼丝说她永远都不会好起来了，他是否应该同意她的看法。

不过，大多数情况下，阿格尼丝会遵从父母的观点，认可他们的观点，如：她记忆力不好；她无法工作，因为她不能集中精力；她头痛；她不头痛；她想象自己头痛；她在医院里过得不愉快；她在医院里过得很愉快；她想象父母不爱她；她的疾病导致她出现了这样的想象；她的嫉妒心理导致她出现了这样的想象；疾病使她嫉妒；嫉妒使她生病；等等。

》》母亲

劳森夫人和阿格尼丝一样相信，这个地区的人都在谈论她住院的事，但因为这会让阿格尼丝担心，于是她就对阿格尼丝说，没有人知道这件事。

她母亲说，他们不赞成阿格尼丝参加医院的门诊社交俱乐部，因为和以前的病人混在一起不太"好"。他们是这么告诉阿格尼丝的。因此，她出院后只参加过一次。

不过，他们依然抱怨阿格尼丝与人的交往不够。劳森夫人说，他们不赞成医院鼓励阿格尼丝参加社交活动的做法，她含蓄地说，因为这些社交活动允许出现性放纵行为，她还抱怨说，医院鼓励阿格尼丝康复之前就去上班。

》》阿格尼丝（来源于四次系列访谈）

研究开始十六个月后，阿格尼丝每周接受四次访谈，结果显示，虽然临床上表明她已经康复，但她还是和以前一样迷惑不解。

她说，她的病归根结底是和男人相处不好。不过，她确实想弄清楚是不是她太性感了，是不是因为她太想交男朋友和结婚而出了什么问题。她觉得自己在性方面很受挫，但她不知道该怎么说。她想结婚，想有性生活，因为这会改变一个女人。她注意到，女孩子们在结婚后看起来比之前更加吸引人。但她不知道如何去认识一个男孩子，即便认识了，她也不知道如何让他对她产生兴趣。假如你想嫁给他，而他已开始和其他人约会，你是会留住他、离开他还是

257

放了他？她总是因为男孩子们而担心，担心他们会怎么看她。她从来没有因为跟男孩子出去而遭到过警告。事实上，母亲从来没有跟她说过任何有关他们的事情，而且，她似乎一直认为婚姻并不适合阿格尼丝。她一直都很害怕，不敢把男孩子带回家（尽管只要他还可以，她父母就不会介意）。但即使在她 16 岁的时候，她父母也常常说："雪莉以后会结婚，但阿格尼丝不会。她永远都不会结婚的。"如果她问，"哦，我想知道我是否会结婚？我应该邀请谁参加我的婚礼？"，她母亲就会回答说，"你在担心什么？婚姻并不是一切。你最好还是单身"。最近，她母亲和姐姐都说了同样的话。她觉得这很奇怪，毕竟她们都已结婚生子。从来没有人用一种很好的方式跟她谈论过婚姻，"哦，阿格尼丝，有一天或许你也会结婚的"。不过，她觉得，如果她找到一个好男孩，她父母是不会介意的，尽管她母亲曾说："你今天得走很长的路才能找到一个好男孩。他们都是这里的流氓无赖。"她很害怕自己再次生病，因为她现在经常想起她遇到的一个男孩，每当她在家里用留声机放唱片时，她就会想起他，而当发生这种情况时，她就会感到不安，于是站起来跟着音乐跳舞。她觉得，这不正常。正常人是不会表现出这种行为的，尽管她曾见过一些女孩这样做，但是……

实际上，她的问题在于：她无法跟他人相处，想象他们对她怀恨在心，例如，她第一次崩溃前曾工作过的那个理发店里的女孩们——尽管她们很势利，因为她和她家人曾住过廉租房，投票时投给了工党，而她们拥有自己的房子，把票投给了保守党。她过去常常表现得粗暴无礼、过分挑剔，比如她会定期打扫浴室；当她父亲在餐桌上梳头时，她会把食物和盘子都清理掉；如果他和她用了同一条毛巾，她就会变得很奇怪，还要求她自己使用一条毛巾。但那已经是过去的事情了。她现在不介意与人共用毛巾了。她以前那样做，只是因为她当时生病了。她父母对她很好。他们很可爱。父亲在圣诞节和她生日时给她买了礼物。他真的很为她着想。因为担心她，他的心情变得非常黯淡，所以他告诉了她。但他们经常吵架，他会对她说一些伤人的话，而她母亲总是站在父亲一边。他们之所以吵架，其实是因为她在一些小事上总是很草率。例如，如果她试图对他表示友好，她就会走到他跟前亲吻他，而他会数落她一顿。他会叫她走开，不要再往他头上浇水；但他还是会让她给他洗头发，往上面抹洗发水，替他梳头。不过，这是一个保持了很长时间的习惯。在她 14 岁之前，她会经常坐在父亲的腿上梳理他的头发，而父亲则跟她讲一些童话故事。正是因为喜欢头发，她才去了一家理发店，但现在，她害怕给自己弄发型，害怕让自己看起来很吸引人。

她记得，父母曾告诉她，他们是在门口发现她，然后把她抱回家的。虽然她不知道为什么，但还是把这件事记在了心里。也许是因为她不知道生活的真相。但她的父母真的很爱她。虽然母亲说话的方式有时让她感到很奇怪，但她把她当成了全世界，崇拜她。母亲总是太过担心她，经常唠叨、数落她，而她会非常生气，并责怪母亲。但那是因为她真的不喜欢别人总来告诉她应该怎么做，因为她总是想按照自己的方式做事。正如她母亲所说："如果你让别人来告诉你什么是对的，你就不会有问题了。"不过，也许他们还是太大惊小怪了，把她当成了婴儿来对待。她的问题在于她缺乏自信，过于依赖母亲，也许他们的大惊小怪与此有关，因为她有时候觉得，是他们阻止了她出去工作。有一次，当她羡慕一个朋友有孩子，说她也想要一个孩子时，她母亲回应说："你，你照顾不了孩子。"

另一件关于她自己的事是，她很容易说得太多。她总是把自己的事情告诉别人。她母亲总是数落她："你总是把自己的事情告诉别人，而别人却什么都不告诉你。"前几天晚上，她出门去教堂时，母亲就曾对她说："到了那里，小心说话。不要告诉他们你生病的事情。"人们都很爱管闲事，而她很容易就会脱口而出，说她睡得不太好。

259

≫ 阿格尼丝的哥哥和嫂子

他们证实，阿格尼丝和她父亲的关系一直都很亲密。在她 14 岁之前，她每天晚上都会坐在父亲的腿上，听父亲给她读故事。

他们说，阿格尼丝坚持让她母亲在揉面团做糕点之前一定要洗手，而且指甲里面也要清洗干净，这让她母亲很恼火。

他们觉得劳森夫人对阿格尼丝太过大惊小怪，把她限制得太过分了。她哥哥觉得，母亲对他的保护也有些过分。是军队帮助他摆脱了这种状况。他母亲从不让阿格尼丝走很远的路，而且，虽然阿格尼丝跟他们在一起时完全可以自己出去购物，但他母亲从不让她自己一个人出去购物。劳森夫人不相信阿格尼丝可以一个人出去购物。虽然阿格尼丝和他们在一起时就会洗衣服、做家务，但母亲从不让她做这些事情。他们说，阿格尼丝对自己几乎没有信心。当她怀疑自己做某件事情的能力时，她母亲会说："嗯，也许你最好不要做。"她需要有人鼓励她。

260

像本书中描述的所有患者一样，阿格尼丝对自己的经验和别人的经验感到非常困惑。此外，这种困惑再一次反映出了她多年来所处的神秘境地。

标准的精神病学访谈不是一种能揭示此种社会状况的工具。因此，在没有明显的严重外部创伤，也没有所谓的内部心理因素的情况下，阿格尼丝和我们研究过的其他患者都会被认为正在遭受某种毫无意义的病理过程所带来的痛苦。不过，通过建构起阿格尼丝多年以来实际生活状况的图景，我们开始看到，她正在努力地理解一种毫无意义的状况——从她在其中所处的位置来说，这种状况无论如何都是毫无意义的。

同时从我们的角度和她的角度来审视阿格尼丝的情况，我们便可以逐渐理解那些仍被精神科医生普遍认为是胡言乱语的话。

附　录

O＝研究开始

W＝书面记录

T＝录音记录（所有录音都经过了转录）

❯❯ 玛雅·阿伯特

访谈序次	访谈对象	访谈时间	记录形式
1	玛雅	O	W
2	母亲和父亲	O	W
3	母亲	O	W
4	父亲	O	W
5	玛雅和母亲	O＋2 天	T
6	玛雅和母亲	O＋6 天	T
7	玛雅和母亲	O＋9 天	T
8	玛雅和母亲	O＋13 天	T
9	玛雅和母亲	O＋17 天	T
10	玛雅和母亲	O＋4 周 3 天	T
11	玛雅和母亲	O＋5 周	T
12	玛雅和母亲	O＋5 周 3 天	T
13	玛雅和母亲	O＋6 周	T
14	玛雅和母亲	O＋6 周 3 天	T
15	玛雅和母亲	O＋7 周 3 天	T
16	玛雅和母亲	O＋8 周	T

续前表

访谈序次	访谈对象	访谈时间	记录形式
17	玛雅和母亲	O+9周3天	T
18	玛雅和母亲	O+11周	T
19	玛雅和母亲	O+12周	T
20	玛雅和母亲	O+12周3天	T
21	玛雅和母亲	O+13周	T
22	玛雅和母亲	O+13周3天	T
23	玛雅和母亲	O+14周	T
24	玛雅和母亲	O+14周3天	T
25	玛雅、母亲和父亲	O+15周	T
26	玛雅和母亲	O+15周3天	T
27	玛雅、母亲和父亲	O+16周	T
28	玛雅和母亲	O+16周3天	T
29	玛雅、母亲和父亲	O+17周	T
30	玛雅和母亲	O+17周3天	T
31	玛雅、母亲和父亲	O+18周	T
32	玛雅和母亲	O+18周3天	T
33	玛雅、母亲和父亲	O+19周	T
34	玛雅和母亲	O+19周3天	T
35	玛雅、母亲和父亲	O+20周	T
36	玛雅和母亲	O+20周3天	T
37	玛雅、母亲和父亲	O+21周	T
38	玛雅和母亲	O+24周	T
39	玛雅和母亲	O+39周	T
40	玛雅和父亲	O+40周	T
41	母亲和父亲	O+41周	T
42	玛雅	O+1年2个月	W
43	玛雅和母亲	O+1年2个月	W
44	玛雅、母亲和父亲	O+1年7个月	W

≫ 露西·布莱尔

访谈序次	访谈对象	访谈时间	记录形式
1	露西和母亲	O	T
2	露西和母亲	O+3 周	T
3	露西和母亲	O+3 周 4 天	T
4	露西和母亲	O+4 周	T
5	露西和母亲	O+5 周	T
6	露西和母亲	O+5 周 4 天	T
7	露西和母亲	O+6 周	T
8	露西和母亲	O+8 周	T
9	露西和母亲	O+9 周	T
10	露西和母亲	O+10 周	T
11	露西和母亲	O+11 周	T
12	露西和母亲	O+12 周	T
13	露西和母亲	O+13 周	T
14	露西、母亲和父亲	O+2 年 4 个月	W
15	露西	O+2 年 7 个月	T
16	露西	O+2 年 8 个月	T
17	露西	O+2 年 9 个月	T
18	露西	O+2 年 10 个月	T
19	露西	O+2 年 11 个月	T

≫ 克莱尔·丘奇

访谈序次	访谈对象	访谈时间	记录形式
1	克莱尔	O	W
2	克莱尔和母亲	O+7 天	T
3	克莱尔和母亲	O+2 周	W
4	母亲	O+2 周	W

续前表

访谈序次	访谈对象	访谈时间	记录形式
5	父亲	O+2 周	W
6	克莱尔和母亲	O+5 周	T
7	母亲	O+6 周	W
8	克莱尔和母亲	O+6 周	T
9	克莱尔和母亲	O+7 周	T
10	克莱尔和母亲	O+8 周	T
11	克莱尔和母亲	O+10 周	T
12	克莱尔和母亲	O+11 周	T
13	克莱尔和母亲	O+12 周	T
14	克莱尔和母亲	O+13 周	T
15	克莱尔和母亲	O+15 周	T
16	克莱尔和母亲	O+16 周	T
17	克莱尔和母亲	O+17 周	T
18	克莱尔和母亲	O+24 周	T
19	克莱尔和母亲	O+25 周	T
20	父亲	O+2 年 6 个月	W
21	母亲	O+2 年 6 个月	W
22	克莱尔	O+2 年 6 个月	T
23	克莱尔	O+3 年	T
24	克莱尔和母亲	O+3 年 1 个月	T

▶▶ 萨拉·丹齐格

访谈序次	访谈对象	访谈时间	记录形式
1	萨拉	O	W
2	萨拉	O+3 天	W
3	萨拉	O+4 天	W

续前表

访谈序次	访谈对象	访谈时间	记录形式
4	萨拉	O+3周2天	W
5	萨拉	O+3周5天	W
6	母亲和父亲	O+3周5天	W
7	萨拉	O+4周1天	T
8	萨拉	O+4周3天	W
9	萨拉、约翰、母亲和父亲	O+4周5天	T
10	母亲	O+4周5天	T
11	父亲	O+4周5天	T
12	约翰	O+4周6天	T
13	萨拉和母亲	O+4周6天	T
14	萨拉、约翰、母亲和父亲	O+4周6天	T
15	萨拉和父亲	O+4周6天	T
16	母亲和父亲	O+4周6天	T
17	萨拉、约翰、母亲和父亲	O+4周6天	T
18	萨拉和约翰	O+4周6天	W（未成功记录）
19	萨拉、约翰、母亲和父亲	O+4周6天	T
20	萨拉	O+7周	W
21	萨拉	O+11周	W
22	全科医生	O+12周	W
23	萨拉、母亲和父亲	O+17周	W
24	萨拉、母亲和父亲	O+19周	T
25	萨拉、母亲和父亲	O+21周	T
26	萨拉、母亲和父亲	O+22周	T
27	母亲和父亲	O+8个月	W
28	萨拉、母亲和父亲	O+8个月	W
29	萨拉	O+8个月	W
30	萨拉和约翰	O+8个月	W

续前表

访谈序次	访谈对象	访谈时间	记录形式
31	萨拉	O＋8个月	T
32	萨拉、母亲和父亲	O＋8个月	W
33	母亲和父亲	O＋8个月	T
34	萨拉	O＋1年2个月	T
35	萨拉、母亲和父亲	O＋1年2个月	T
36	约翰	O＋1年2个月	T
37	萨拉和约翰	O＋1年2个月	T
38	萨拉	O＋1年2个月	T
39	萨拉、母亲和父亲	O＋1年2个月	T

≫ 鲁比·伊登

访谈序次	访谈对象	访谈时间	记录形式
1	鲁比	O	W
2	鲁比	O＋1周	W
3	鲁比、母亲和姨妈	O＋1周5天	W
4	鲁比	O＋2周	W
5	鲁比	O＋12周	W
6	鲁比和姨妈	O＋14周	W
7	鲁比、母亲和姨妈	O＋25周	T
8	鲁比和母亲	O＋28周	T
9	母亲和姨妈	O＋33周	W
10	母亲	O＋34周	W
11	姨父	O＋34周	W
12	母亲和姨父	O＋34周	W
13	母亲、姨父和姨妈	O＋34周	W
14	母亲、姨父、姨妈和表哥	O＋34周	W

续前表

访谈序次	访谈对象	访谈时间	记录形式
15	鲁比	O+36 周	T
16	母亲	O+38 周	T
17	鲁比	O+41 周	T
18	鲁比和母亲	O+45 周	T
19	鲁比	O+48 周	T
20	姨妈	O+50 周	W

琼·菲尔德

访谈序次	访谈对象	访谈时间	记录形式
1	琼	O	W
2	琼	O+7 天	T
3	琼和母亲	O+7 天	T
4	琼、母亲和父亲	O+7 天	T
5	母亲	O+9 天	W
6	琼	O+2 周 3 天	T
7	琼	O+2 周 3 天	T
8	母亲和西尔维娅	O+4 周	T
9	母亲	O+6 周	W
10	母亲	O+8 周	W
11	琼	O+10 周	T
12	父亲	O+11 周	T
13	琼和父亲	O+11 周	T
14	母亲	O+11 周	T
15	西尔维娅	O+12 周	T
16	琼和西尔维娅	O+12 周	T
17	母亲	O+12 周	W

续前表

访谈序次	访谈对象	访谈时间	记录形式
18	琼、母亲和父亲	O+13 周	T
19	校长	O+13 周	W
20	琼和母亲	O+14 周	W
21	琼	O+14 周	W
22	全科医生和助理	O+16 周 3 天	W
23	母亲	O+18 周	W
24	母亲	O+21 周	W
25	母亲	O+27 周	W
26	琼	O+27 周	W
27	母亲	O+31 周	W
28	琼	O+31 周	W
29	琼	O+34 周	W
30	琼	O+35 周	W
31	琼和母亲	O+35 周	T
32	琼	O+36 周	W
33	母亲	O+36 周	W
34	琼和母亲	O+36 周	T
35	琼	O+41 周	W
36	琼	O+43 周	W
37	母亲	O+44 周	W
38	琼	O+46 周	W

≫ 露丝·戈尔德

访谈序次	访谈对象	访谈时间	记录形式
1	露丝	O	T
2	母亲	O+18 周	T

续前表

访谈序次	访谈对象	访谈时间	记录形式
3	母亲和父亲	O＋18 周	T
4	露丝	O＋44 周	T
5	露丝、母亲和父亲	O＋44 周	T
6	哥哥	O＋48 周	W
7	母亲	O＋51 周	T
8	露丝	O＋1 年 4 个月	T
9	母亲和父亲	O＋1 年 4 个月	T
10	露丝	O＋1 年 4 个月	T
11	露丝	O＋1 年 5 个月	T
12	露丝	O＋1 年 5 个月	T
13	露丝和母亲	O＋1 年 5 个月	T

▶▶ 琼·海德

访谈序次	访谈对象	访谈时间	记录形式
1	琼	O	T
2	父亲	O	T
3	琼和父亲	O	T
4	琼	O＋2 天	T
5	大卫	O＋2 天	T
6	琼和大卫	O＋2 天	T
7	母亲	O＋2 天	T
8	琼和母亲	O＋2 天	T
9	母亲和父亲	O＋2 天	T
10	琼、大卫、母亲和父亲	O＋2 天	T
11	琼	O＋1 周 4 天	T
12	琼	O＋2 周	T

续前表

访谈序次	访谈对象	访谈时间	记录形式
13	琼和大卫	O＋3 周	T
14	琼	O＋3 周 5 天	T
15	琼	O＋4 周	T
16	琼	O＋14 周 1 天	T
17	琼、大卫、母亲和父亲	O＋4 周 2 天	T
18	琼	O＋4 周 4 天	T
19	琼和大卫	O＋5 周	T
20	琼	O＋7 周	T
21	琼和大卫	O＋8 周	T
22	母亲	O＋8 周 2 天	T
23	琼的雇主	O＋9 周	W
24	琼和大卫	O＋13 周	T
25	琼的哥哥	O＋14 周	W
26	琼的兄弟（收养）	O＋17 周	W
27	琼	O＋19 周	T

▶▶ 玛丽·欧文

访谈序次	访谈对象	访谈时间	记录形式
1	玛丽	O	W
2	玛丽	O＋1 天	T
3	玛丽	O＋3 天	T
4	玛丽	O＋6 天	T
5	玛丽	O＋10 天	T
6	母亲	O＋11 天	T
7	玛丽和母亲	O＋11 天	T
8	父亲	O＋2 周	T

续前表

访谈序次	访谈对象	访谈时间	记录形式
9	母亲和父亲	O+2 周	T
10	玛丽	O+2 周	T
11	玛丽	O+2 周 3 天	T
12	玛丽和父亲	O+2 周 4 天	T
13	玛丽、母亲和父亲	O+2 周 4 天	T
14	玛丽	O+3 周 6 天	T
15	玛丽	O+4 周 1 天	W
16	玛丽和母亲	O+4 周 4 天	T
17	安吉拉	O+5 周	T
18	玛丽	O+8 周	T
19	玛丽	O+12 周	T
20	玛丽	O+19 周	T

▶▶ 黑兹尔·金

访谈序次	访谈对象	访谈时间	记录形式
1	黑兹尔	O	T
2	黑兹尔	O+1 天	T
3	黑兹尔和母亲	O+2 天	W
4	母亲	O+2 天	T
5	黑兹尔、母亲和父亲	O+5 天	T
6	黑兹尔	O+13 周	T
7	黑兹尔、母亲和父亲	O+14 周	T
8	黑兹尔、母亲和父亲	O+25 周	W
9	黑兹尔和母亲	O+39 周	T
10	父亲	O+40 周	T
11	黑兹尔、母亲和父亲	O+41 周	T

续前表

访谈序次	访谈对象	访谈时间	记录形式
12	父亲	O+49 周	T
13	母亲的姐姐和姐夫	O+1 年	T
14	母亲妹妹的丈夫和母亲的母亲	O+1 年 1 个月	W
15	母亲的母亲	O+1 年 1 个月	W
16	母亲妹妹的丈夫	O+1 年 1 个月	W
17	母亲的父亲	O+1 年 1 个月	W
18	母亲	O+1 年 1 个月	W
19	黑兹尔、母亲、父亲和外祖母	O+1 年 2 个月	T

索引①

---

① 索引中的页码为外文原书页码，即本书边码，见于正文侧边。——译者注

西方心理学大师经典译丛

* * * *

了解图书详情，请登录中国人民大学出版社官方网站：

www.crup.com.cn

北京市版权局著作权合同登记号：01 - 2018 - 7511

图书在版编目（CIP）数据

理智、疯狂与家庭/（英）R. D. 莱因（R. D. Laing），
（英）亚伦·埃斯特森（Aaron Esterson）著；方红译.
—北京：中国人民大学出版社，2021.7
（西方心理学大师经典译丛/郭本禹主编）
书名原文：Sanity，Madness and the Family
ISBN 978-7-300-29478-0

Ⅰ.①理… Ⅱ.①R…②亚…③方… Ⅲ.①精神分
裂症-研究 Ⅳ.①R749.3

中国版本图书馆 CIP 数据核字（2021）第 101923 号

西方心理学大师经典译丛
主编 郭本禹
理智、疯狂与家庭
［英］ R. D. 莱因
　　　亚伦·埃斯特森　　著
方红 译
Lizhi、Fengkuang yu Jiating

出版发行	**中国人民大学出版社**	
社　　址	北京中关村大街 31 号	**邮政编码**　100080
电　　话	010 - 62511242（总编室）	010 - 62511770（质管部）
	010 - 82501766（邮购部）	010 - 62514148（门市部）
	010 - 62515195（发行公司）	010 - 62515275（盗版举报）
网　　址	http://www.crup.com.cn	
经　　销	新华书店	
印　　刷	北京昌联印刷有限公司	
规　　格	155 mm×230 mm　16 开本	**版　　次**　2021 年 7 月第 1 版
印　　张	18.25 插页 2	**印　　次**　2021 年 7 月第 1 次印刷
字　　数	229 000	**定　　价**　69.00 元